의료영상정보학 실습

Medical Imaging Informatics

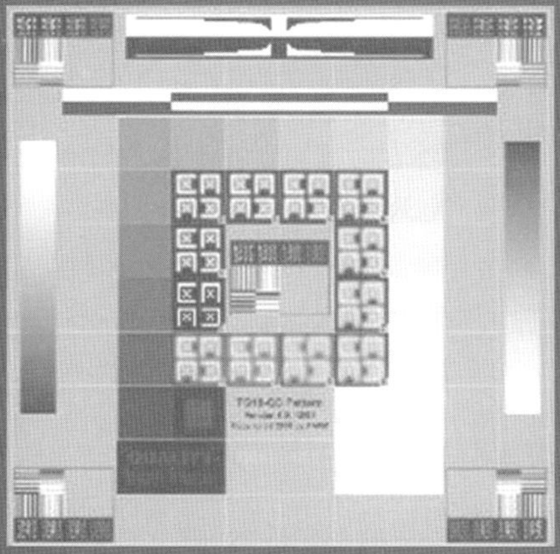

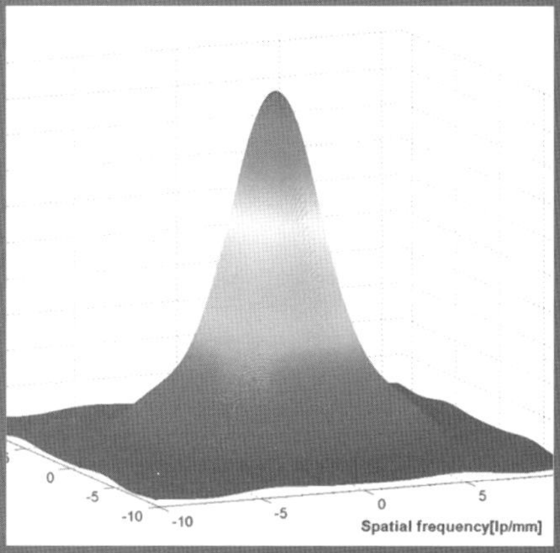

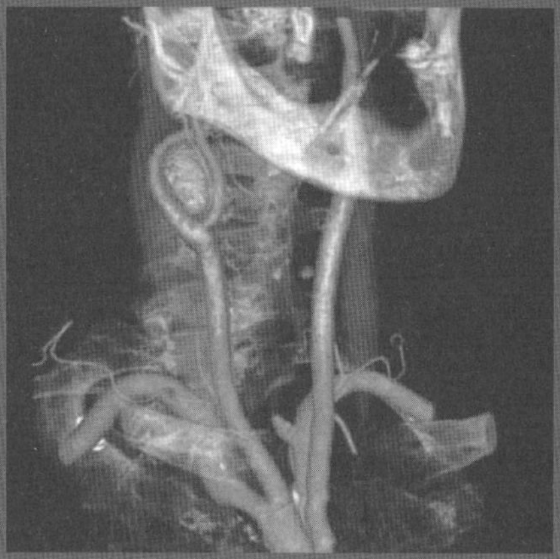

의료영상정보연구회 지음

청구문화사

머리말

의료영상정보학은 일반촬영 장치는 물론 최첨단 영상장치에 대한 특성 및 원리를 이해하고 이들 영상들에 포함된 환자의 진단 및 치료와 관련된 영상정보에 대해 공부하는 학문 분야로 알려져 있다. 최근 방사선학 분야는 IT, BT, NT, RT 및 이들의 융합기술의 발전과 함께 최첨단 영상의학 분야로의 눈부신 발전을 거듭하고 있다.

최근 의료영상정보연구회에서는 의료영상정보학 분야의 눈부신 발전에 따른 첨단 영상장치의 특성 및 응용분야를 포함하는 의학영상정보학의 기초 및 첨단교육의 필요성을 충족하고자 의료영상정보학을 출간한 바 있다.

의료영상정보학 분야는 방사선학의 기초원리, 다양한 영상장비, 디지털 영상학은 물론, PACS 및 컴퓨터에 의한 자동진단(CAD)의 원리와 응용을 포함하며 이들은 실제 의료환경에서 환자를 정확하게 진단하고 치료하는데 응용되는 실용학문으로 알려져 있다. 이에 의료영상정보학은 어쩌면 이론보다 실험과 실습이 더욱 중요하기 때문에 체계적이면서도 필요에 따라 선택적으로 활용할 수 있는 의료영상정보학 실습 교과서 및 참고서에 대한 필요성이 계속 거론되어 왔다.

이런 필요성에 따라 의료영상정보학 책을 기초로 하여 방사선물리, 영상기기, 첨단 영상장비, 디지털영상학은 물론 PACS 분야를 포함하는 의료영상정보학 실습책을 집필하게 되었고, 본서가 독자들에게 매우 유익하고 꼭 필요한 의료영상정보학 실습 교과서 및 참고서가 될 수 있도록 구성하였다.

본서는 총 5장으로써 초반부에 의료영상정보 기초실험, 의료영상의 형성실험으로 구성하고, 중반부에 영상정보학의 중심부를 차지하는 의료영상의 평가실험, 디지털 의료영상 기초실험을 포함하였으며, 종반부에 디지털 의료영상 응용실험에 대하여 집필함으로써 의학영상정보학분야의 실습을 체계적이며 종합적으로 수행할 수 있도록 하였으며 동시에 필요에 따라 각 분야별로 선택하여 실험 및 실습을 수행할 수 있도록 집필하였다.

특히 각 세부 분야별로 실험목적, 관계이론, 실험기기 및 재료, 실험방법을 기술함은 물론 가능하면 실제적이고 유용한 그림과 데이터를 활용하여 실험결과의 예를 제시함으로써 더욱 이해하기 쉽고 유익한 실습책을 집필하고자 노력하였다.

이제 의료영상정보학 실습 초판을 출간하며 독자들에게 다소 부족한 마음이 앞서는 것을 금할 수 없다. 그러나 한편으로는 본 실습 교과서가 의료정보학 실습 및 실험을 대표할 수 있는 꼭 필요한 실습 및 실험교과서로 발전하는 데 초석이 되었으면 하는 기대와 함께 독자들의 관심을 기대해본다.

이 책의 발간을 앞두고 강의, 연구, 학회 및 행정을 위한 과중한 업무에도 불구하고, 각 분야의 원고 및 집필에 최선의 노력을 다 해주신 여러 교수님들께 진심으로 감사드리며, 이 책의 출판을 맡아 지속적인 격려와 도움을 아끼지 않으신 청구문화사 이상대 사장님께 깊은 감사를 드린다.

저자일동

목 차

제1장
의료영상정보 기초실험

실험항목

1-1. 의료영상 식별력평가에 대한 실험
1-2. 엑스선 스펙트럼
1-3. 힐 효과(Heel effect)
1-4. 화소와 디지털 영상
1-5. 실초점과 실효초점
1-6. 여과판 사용에 따른 영상의 특성실험
1-7. 촬영거리 변화에 따른 엑스선량과 화질에 관한 실험
1-8. 관전압과 15% 법칙에 관한 실험

1-1. 의료영상 식별력 평가에 대한 실험

Ⅰ. 실험목적

영상 식별력에 대한 평가는 필름속의 영상에 대한 인식과 영상을 추출하는 방법, 영상을 관찰하는 조건과 자세 및 환경이 관찰자에게 어떻게 작용하는 가에 관하여 습득함을 목표로 한다.

본 실험은 영상 식별의 요소에 대한 이해와 영상 식별력에 관한 기본원칙과 방법을 익힐 수 있도록 한다.

Ⅱ. 관계이론

1) 영상을 관찰(판독)하는 기본자세

필름을 관찰하는 관찰자의 자세는 매우 중요하다. 필름을 관찰할 때 주관적인 요소가 크게 작용하므로 관찰자의 심리상태, 영상판별의 기본적인 지식과 능력 및 시력 등에 의해 변화될 수 있기 때문이다.

또한 관찰대(view box; 모니터, 형광판)와 눈의 높이, 모니터로부터 관찰자간의 거리 유지 등도 고려되어야 한다(그림 1-1-1).

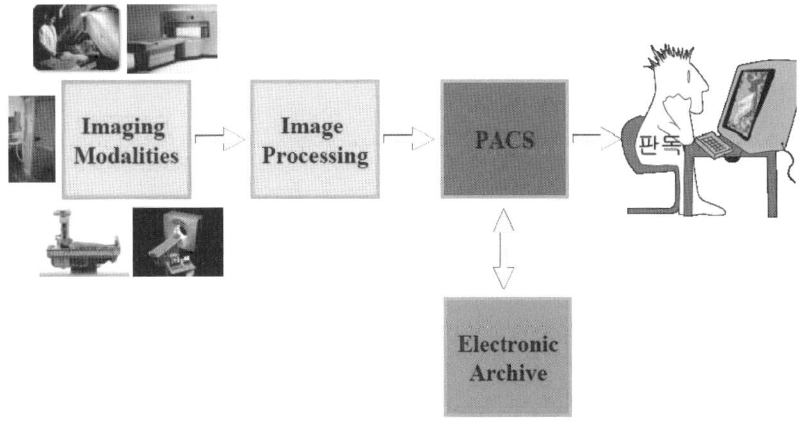

그림 1-1-1. 의료영상을 관찰(판독)하기까지 과정

2) 영상식별에 영향을 미치는 인자

(1) 안구의 구조와 시야

시각계는 안구와 대뇌피질후두엽 및 신경계로 구성된다. 그림 1-1-2는 눈과 안구의 단면도이다. 빛은 각막, 전안방을 채운 안방수, 동공, 수정체, 유리체액을 통과하여 각막상에 외계의 물체를 결상한다. 안구는 6개의 외안근에 의해 눈확의 가운데에 매달려 있다.

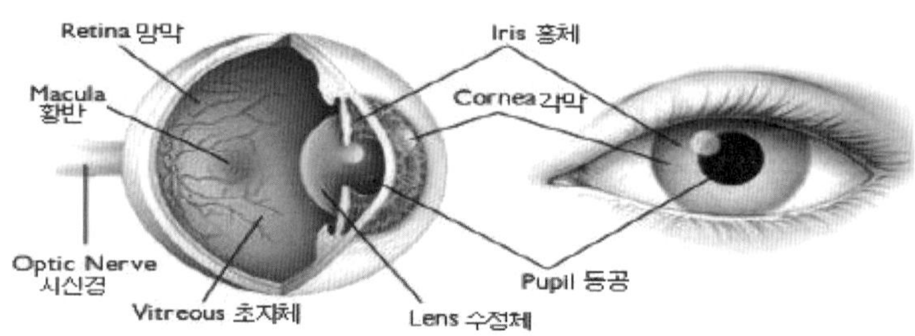

그림 1-1-2. 눈의 구조

시야의 넓이는 양쪽눈을 합하면 좌우 180도를 넘게 되지만, 모든 색을 식별할 수 있는 곳은 중심부에 한정되며, 주변으로 감에 따라 녹과 청, 이어서 황과 적의 순으로 식별이 불가능하게 되고 최후에는 명암밖에 식별할 수 없게 된다.

(2) 인간시력의 한계

① **가시 최소역(minimum visible)**

눈으로 느낄 수 있는 최소의 광선량

보통사람의 눈이 식별 가능한 농도단계는 64level(6bit)

② **분리 최소역(minimum separable)**

떨어져 있는 두점을 두개로 인식할 수 있는 해상력 0.5~4Lp/mm

③ **가독 최소역(minimum legible)**

읽고 판단할 수 있는 최소크기 300dpi

(3) 시각의 피로

피로의 의미는 일반적으로 작업능, 운동능의 일시적 저하라 생각되며 시각의 경우에는 예를 들어 다음과 같은 제 기능의 저하로 나타난다.

① 광반응시간(광적자극반응, 광적식별반응시간)의 연장,

② 광의 반짝임의 임계융합 주파수(CFF : critical fusion frequency)의 저하

③ 조절기능의 저하(수정체조절시간의 연장, 근점정지시간의 단축

④ 폭주력의 저하(양눈의 시선을 교차할 수 있는 최단거리의 연장)
⑤ 눈깜빡이기 정지시간의 단축,
⑥ 시야의 축소등

(4) 조명 시스템

빛은 자연의 주광으로부터 얻을 수 있지만 병원은 주, 야가 구별 없는 인공의 조명환경으로 되어 있다. 조명환경의 평가는 심리적 감각, 생리적인 기능, 시각을 통해서 얻을 수 있는 정보, 사람의 집단에 의해 형성되는 사회적 영향 등에 따라서 종합적으로 평가될 수 있다.

3) 조명환경의 평가

조도분포, 휘도분포, 반사율 분포 등을 갖는 물리적 환경으로부터 인간은 주로 시각을 통해 여러 가지 감각이 생긴다. 조명환경은 생리적 감각 등에 의한 요구와 사회, 경제적 요구에 의하여 평가된다. 이 평가는 조도, 휘도 등의 물리량으로 환원되고 조명환경의 수정이 시도되게 된다(그림 1-1-3).

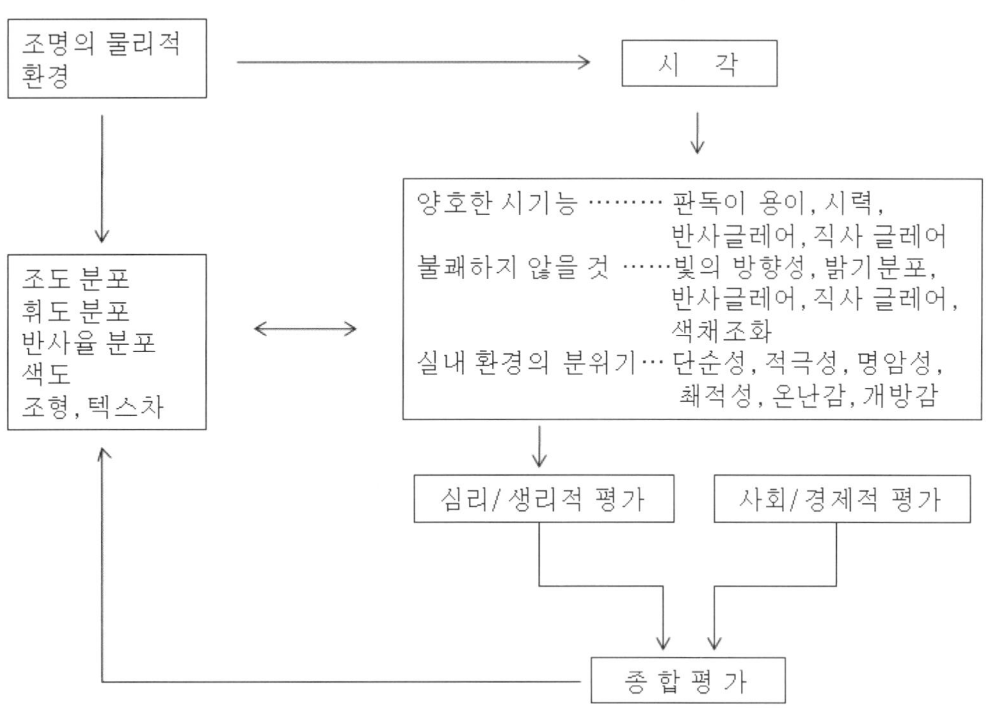

그림 1-1-3. 조명환경의 평가

Ⅲ. 실험기기 및 재료

1) 엑스선 system(CR 또는 DR)
2) contrast-detail phantom(C-D phantom) (그림 1-1-4)
3) 고해상도 monitor(work station)
4) 아크릴 phantom 1 × 30 × 30cm: 10매
5) 조도계
6) 전리방사선 측정기

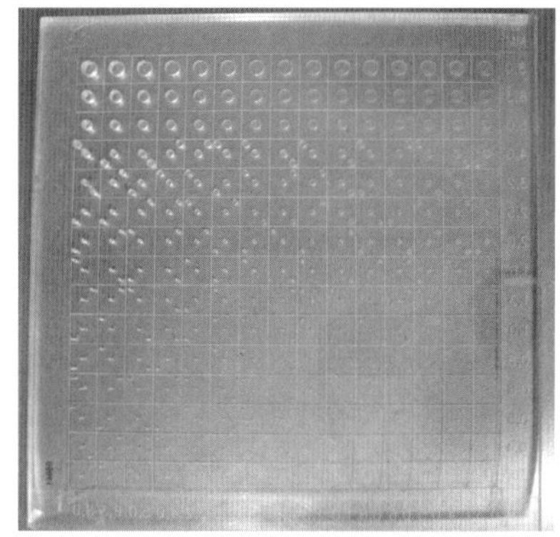

그림 1-1-4. contrast-detail phantom

Ⅳ. 실험방법

1) 실험 배치도

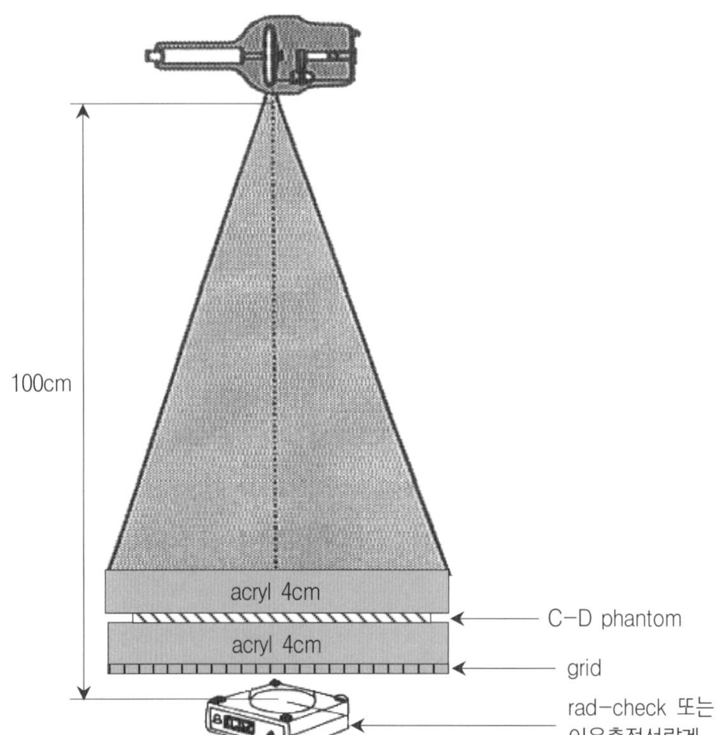

그림 1-1-5. 의료영상 식별력 평가를 위한 실험 배치도

2) 실험순서

(1) 실험준비물과 기구를 점검한다.
(2) 엑스선 발생장치를 선택한다.
(3) 촬영 테이블 위에 C-D phantom을 놓고 조사야 중앙과 phantom의 중앙을 일치시킨다.

> C-D phantom을 중심으로 phantom 하단에 4cm의 아크릴 phantom을 놓고 phantom 위에도 4cm 두께의 아크릴 phantom을 위치시킨다.

(4) phantom 아래에 격자를 위치시킨다.
(5) 초점-필름 거리(FFD)는 100cm로 한다.
(6) 조사야는 30×30cm로 한다.
(7) 70, 80, 90kVp에서 투과선량이 1.0~1.3mR이 되는 mAs값을 찾는다.
(8) 관전압 별 노출배수 0.5, 0.75, 1.0, 1.5및 2.0에서 촬영하여 영상을 얻는다.
(9) 촬영된 영상을 monitor에 띄워 관찰하고 평가한다.

3) 관찰방법

(1) 관찰자의 시력보정

관찰자의 시력을 체크한다.
교정시력 상태에서 관찰한다.

(2) 관찰거리

Monitor 전면과 관찰자 눈과의 거리는 50cm 또는 100cm으로 한다.

(3) 관찰방법

영상 1매당 관찰시간을 10초, 15초, 20초 등으로 다양화 하여 check한다. 실험자는 2인 1조로 하여 한사람은 관찰하고, 한 사람은 시간점검과 영상교체를 도와준다.

최소한 영상을 5명 이상이 같은 방법으로 관찰하고 평균값을 구한다.

(4) 화면 밝기를 500cd/m^{2}하여 관찰 후 관찰성적을 작성한다.

(5) 판독실 밝기는 5.0Lux로 한다.

V. 실험결과의 예

1) 입사선량측정

C-D phantom에 의한 식별능을 노출조건에 따라 식별능을 위해 관전압을 70, 80, 90kVp로 변화시킨다. 각 kVp에서 노출비 1.0일 때 검출기에 입사되는 선량 범위가 1.1~1.3mR이 되는 mAs값을 찾는다. 환자표면에 입사되는 선량도 측정하여 표 1-1-1에 기록한다.

표 1-1-1. 측정된 환자 표면선량과 검출기 입사선량

노출 비	kVp	환자 표면선량(mR)	검출기 입사선량(mR)
1.0	70		
	80		
	90		

2) 노출비에 따른 C-D phantom의 식별능 변화

(1) 노출비에 따른 식별능 변화

노출비 변화 시 C-D phantom의 식별능을 그림 1-1-6에 작성한다.

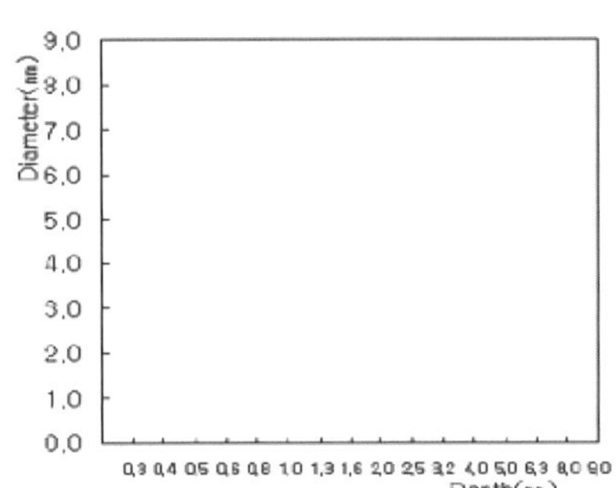

(A) 노출비 0.5

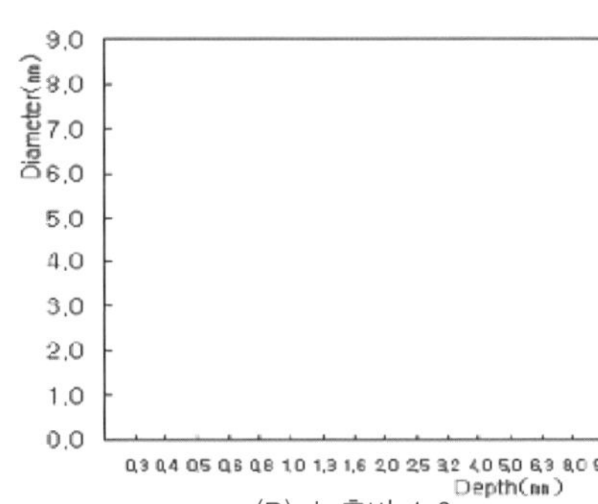

(B) 노출비 1.0

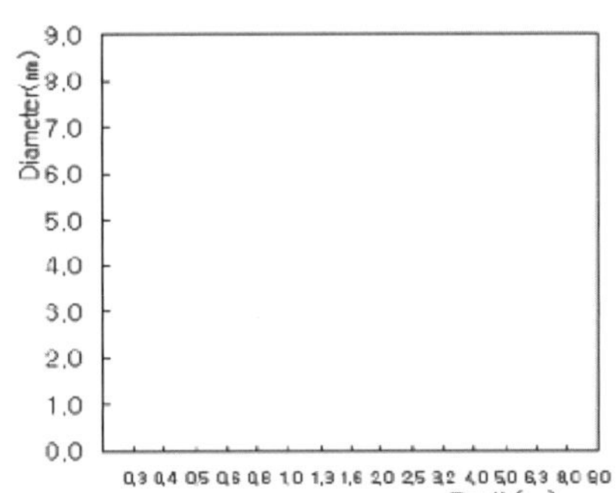

(C) 노출비 1.5

그림 1-1-6. 노출 비에 따른 C-D 곡선

(2) 관전압에 따른 식별능 변화

관전압에 따른 C-D phantom 영상의 식별능(표 1-1-2)과 그 영향(그림 1-1-7)에 작성한다.

표 1-1-2. 조사조건에 따른 C-D phantom 영상의 식별능 평가

(unit : mm)

kVp	Depth (mm) / Ratio	0.3	0.4	0.5	0.6	0.8	1.0	1.3	1.6	2.0	2.5	3.2	4.0	5.0	6.3	8.0
60	0.50															
	0.70															
	1.00															
	1.50															
	2.00															
70	0.50															
	0.70															
	1.00															
	1.50															
	2.00															
80	0.50															
	0.70															
	1.00															
	1.50															
	2.00															

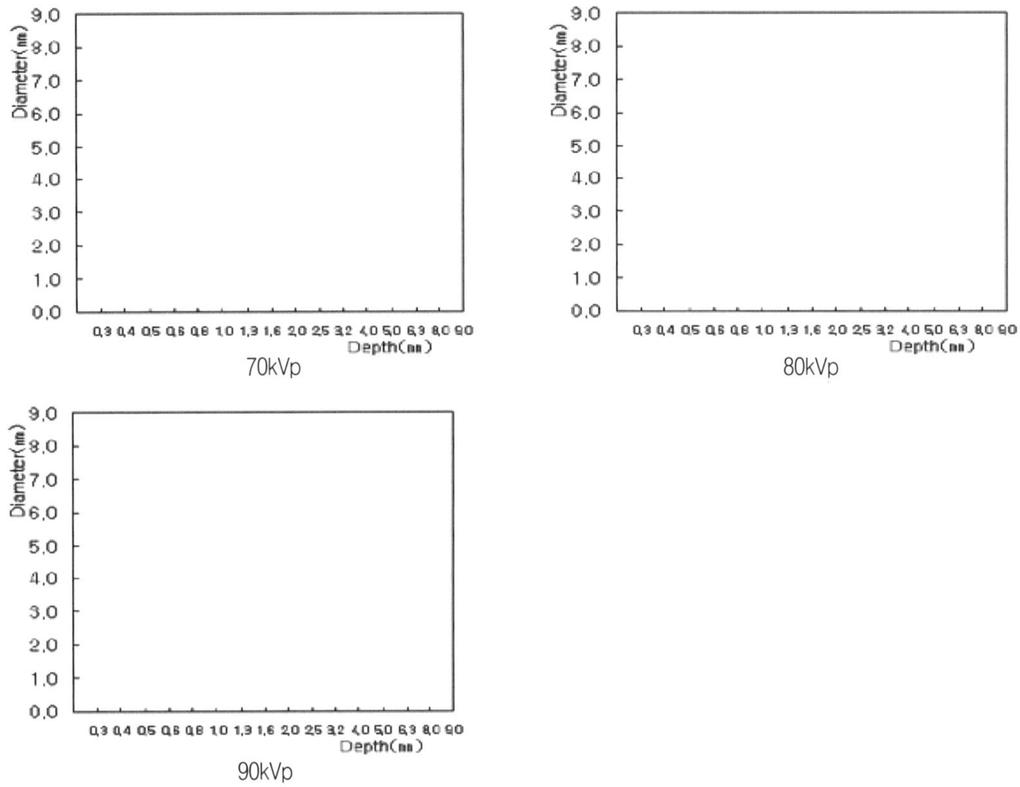

그림 1-1-7. 조사조건에 따른 C-D 곡선

VI. 참고문헌

1) 참고자료

1. 의료영상정보연구회(2008), 의료영상정보학, 청구문화사.
2. 허 준(1994), 방사선화상기술학 실험실습, 265~353.
3. 진화인(1985), 현대조명환경 시스템, 1~194.
4. 이덕훈(1993), 시기해부학, 13~245.
5. Michael A. Thomson(1994), Principles of imaging science and protection, W. B. saunders Co.
6. Steve Webb(1988), The physics of medical imaging, IOP publishig Ltd.
7. William R. hendee(1993), Digital imaging, published for the AAPM by medical phtsics Publishing Co.
8. 이인자 등(2009), 흉부 디지털·방사선촬영 시 C-D phantom을 이용한 촬영조건에 따른 영상평가, 방사선기술과학, 32, 1.

2) 권장실험

- C-D phantom을 이용한 대조도 측정

1-2. 엑스선 스펙트럼

Ⅰ. 실험목적

엑스선 스펙트럼을 직접 측정함으로써 엑스선 스펙트럼의 개념을 이해하고 부가 필터에 의한 영향을 알아본다.

Ⅱ. 관계이론

엑스선이 물질을 투과하는 능력은 입사하는 엑스선의 종류나 그 에너지에 의존한다. 일반적으로 촬영에 사용하는 엑스선은 연속 엑스선 스펙트럼이며, 이 측정결과를 이용해 화질을 검토하는 것이 중요하다.

1) 연속 엑스선

타겟에서 나오는 엑스선의 스펙트럼을 보면 여러 파장의 엑스선으로 되어 있으며, 파장과 강도와의 관계는 엑스선관의 전압에 따라 달라지고 있다. 완만한 곡선으로 표시되는 엑스선을 연속 엑스선 또는 백색 엑스선이라고 하는데, 이는 백색 관과 같이 여러 파장의 엑스선으로 되어 있기 때문이다. 일정한 전압으로 발생한 연속 엑스선 스펙트럼에는 단파장 측에 명확한 한계가 있는데 이 한계를 단파장단(短波長端)이라고 한다.

전자가 타겟과 충돌할 때 모든 전자가 다 같은 방법으로 감속되는 것이 아니라 어떤 전자는 단 1회의 충돌로 완전히 정지되어 진동에너지의 전부를 상실하지만, 어떤 전자는 타겟의 원자와 여러 차례 충돌하면서 점차로 그 에너지를 상실하게 된다. 단 1회의 충돌로 전자의 진동에너지가 원자의 에너지로 변할 때 엑스선의 파장은 가장 짧게 된다. 따라서 단파장단은 타겟 물질의 종류에는 관계가 없으며, 관전압(tube voltage)에 의해서만 결정된다.

엑스선관의 전압을 높여 주면 매초 발생되는 광자의 수가 증가되며, 광자 1개의 평균에너지도 증가하므로 곡선이 높아지면서 왼쪽으로 이동되는 것을 쉽게 이해할 수 있을 것이다. 1초간에 방출되는 全에너지는 타겟 물질의 원자번호 Z와 엑스선관의 전류 I에 따라시 결정된다.

2) 엑스선 형광 분석기(XRF)

엑스선 형광 분석기는 유기물과 무기물에 대한 원소의 정성 및 정량분석을 하는데 사용되는 분석장비이다. 분석방법은 시료에 1차 엑스선을 조사하여 발생하는 형광 엑스선을 보통 분광결정에 의하여 분광하여, 그 강도를 검출기로 측정함으로써 정성 또는 정량분석을 하는 방법이다. 형광 엑스선 스펙트럼은 원소에 고유한 선스펙트럼이 있어, 파장과 원자번호간의 관계를 나타낸 모즐리(Moseley)의 법칙이 이 분석의 기초가 된다. 이 관계를 이용하여 정성분석을 할 수 있고, 또 스펙트럼의 강도는 그 원소의 함유량에 원칙적으로 비례하므로 이를 이용해 정량분석을 할 수가 있다.

3) 에너지 분산형 엑스선 형광 분석기(EDXRF)

에너지 분산형 엑스선 형광 분석기는 검출기 신호의 펄스 높이가 파장과 상관관계가 있는 엑스선 광자 에너지에 비례한다는 원리를 이용한 것이다. 따라서 광학 경로는 결정체(Crystal)이나 각도계(Goniometer)를 사용할 필요 없이 시편의 형광 엑스선 검출기(detector)에 바로 도달한다.

시편은 파워가 낮은 튜브의 엑스선에 의해 조사된다. 원소 및 농도는 각기 다른 에너지 레벨의 펄스를 계산하여 식별한다. 일반적으로, 다채널 분석기(multi-channel analyzer)는 디스플레이 및 데이터 제공을 위해 사용되며 각 채널은 측정 에너지 레벨의 광자 수를 동시에 계산한다. 에너지 분산형 엑스선 형광 분석기 분광계의 해상도는 사용되는 검출기에 크게 좌우된다. 해상도는 에너지 레벨이 클수록 향상된다.

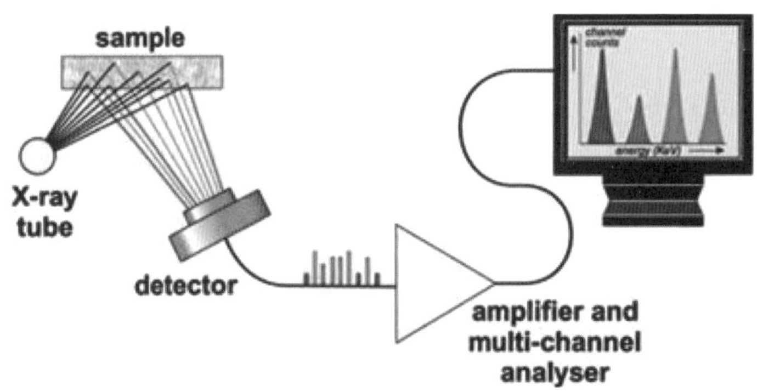

그림 1-2-1. 에너지 분산형 엑스선 형광 분석기의 원리

Ⅲ. 실험기기 및 재료

1) 엑스선 시스템(CR 또는 DR)
2) 에너지 분산형 엑스선 형광 분석기
3) SRS-78 프로그램

Ⅳ. 실험방법

(1) 에너지 분산형 엑스선 형광 분석기를 이용하여 엑스선 스펙트럼을 직접 측정

(2) 에너지 분산형 엑스선 형광 분석기가 없는 경우 시뮬레이션 프로그램을 통해 엑스선 스펙트럼을 측정

① SRS-78 프로그램을 실행한다.

② Target 종류, 관전압, 양극 각도, Ripple 백분율 값, 부가필터의 종류와 두께를 입력한다(그림 1-2-2).

③ Process 버튼을 눌러 시뮬레이션 결과 엑스선 스펙트럼을 확인한다(그림 1-2-3).

④ 시뮬레이션을 위한 조건들을 변경해 가면서 각 요소에 따른 영향을 확인해 본다.

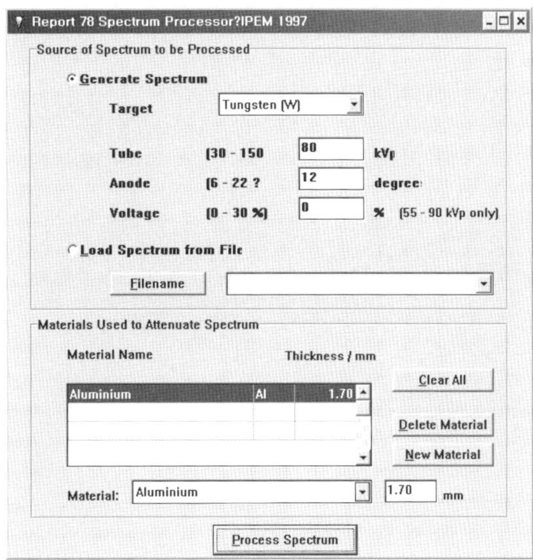

그림 1-2-2. SRS-78 프로그램의 조건 설정 창

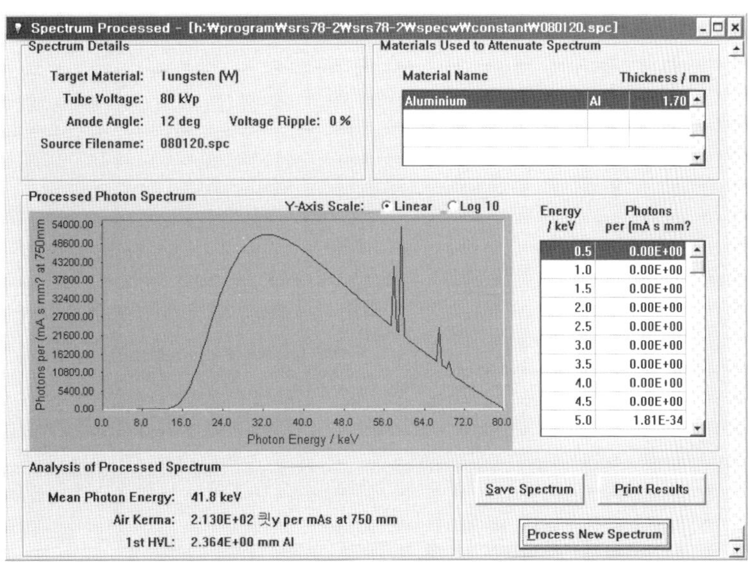

그림 1-2-3. SRS-78 프로그램의 결과 창

V. 실험결과의 예

1) 관전압에 따른 엑스선 스펙트럼(관전압 80, 100, 120kVp일 경우)

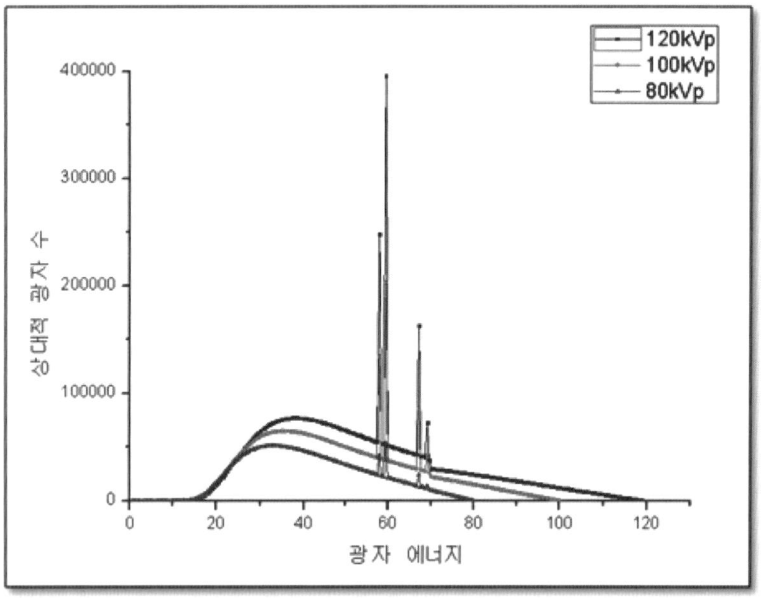

2) 부가 필터에 따른 엑스선 스펙트럼(알루미늄 필터 1mm와 5mm일 경우)

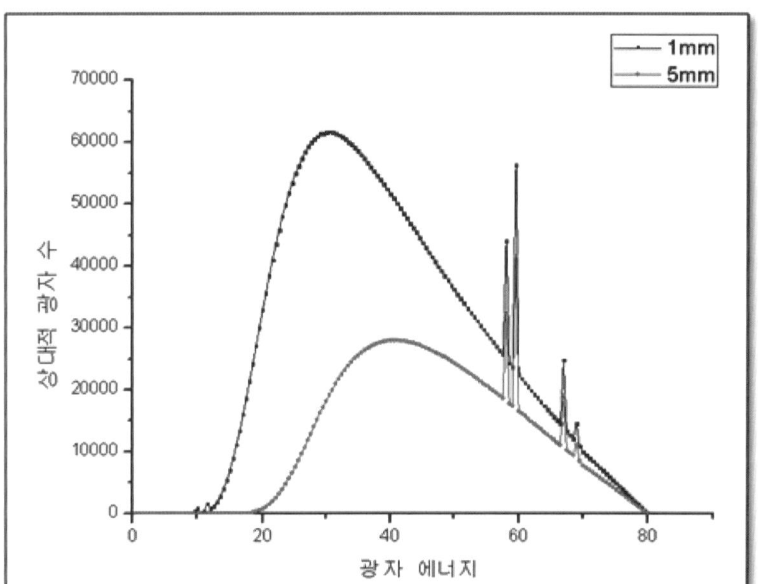

Ⅵ. 참고문헌

1) 참고자료

1. 의료영상정보연구회(2008), 의료영상정보학, 청구문화사.
2. 허준(1994), 방사선 화상 기술학 실험실습.
3. 구양모・신수남(2000), 엑스선 과학과 응용.

2) 권장실험

- Target 물질에 따른 스펙트럼 변화

1-3. 힐 효과(heel effect)

Ⅰ. 실험목적

힐 효과(heel effect)란 표적(target)에서 발생한 엑스선의 강도 분포가 양극측보다 음극측이 강하고 그 분포 형태가 마치 뒤꿈치 형태로 되는 현상을 말한다. 엑스선 영상의 농도차이를 나타내는 힐 효과의 발생 원리와 구조를 이해하고 임상에 어떻게 응용할 수 있는지에 관한 내용을 습득하고자 한다.

Ⅱ. 관계이론

1) 양극의 힐 효과

조사야의 양극 측에서 엑스선 강도의 감소현상으로 조사야의 음극 측과 양극 측의 엑스선 강도가 균일하지 않다. 이 사실은 엑스선 영상의 농도에 차이를 나타낸다. 이런 현상을 힐 효과라고 한다. 힐 효과는 선초점 원리가 원인이 된다. 양극이 경사져 있기 때문에 양극 방향으로 향하는 엑스선의 일부가 양극물질에 흡수되어 양극 측의 엑스선 강도가 음극 측의 엑스선 강도보다 감소된다.

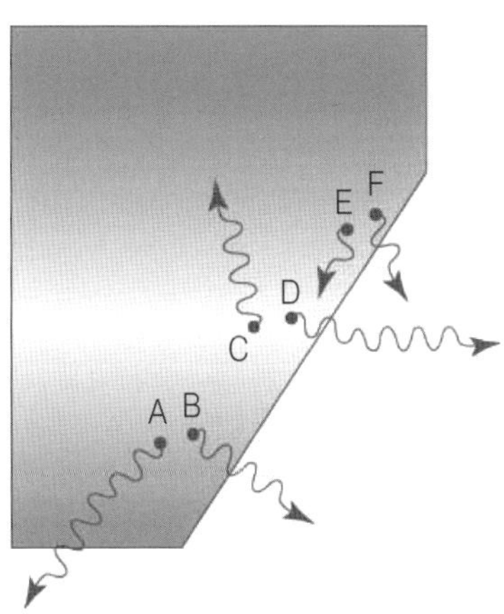

그림 1-3-1. 표적에서 엑스선 광자의 발생

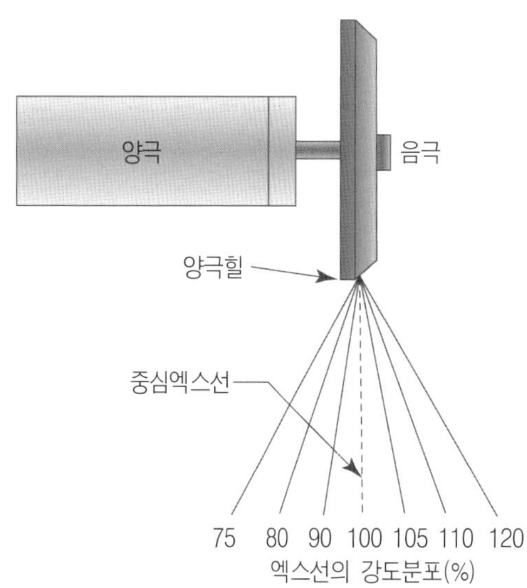

그림 1-3-2. 양극-음극 축에 평행한 방향의 엑스선 강도의 변화

그림 1-3-1에서 양극 측으로 향하는 광자 A는 음극 측으로 향하는 광자 B보다 긴 거리를 통과하므로 양극물질에서 흡수가 증가된다. 광자 C는 양극물질에 모두 흡수되고, 양극표면에서 발생된 광자를 비교하면, 음극 측으로 향한 광자 D는 대부분 투과되어 엑스선관용기에 흡수되고, 양극 측을 향한 광자 E는 양극물질에 모두 흡수되며, 음극 측으로 향한 광자 F는 짧은 거리를 통과 하므로 양극물질에서 흡수가 감소된다. 그림 1-3-2는 양극-음극 축에 평행한 방향으로 조사야 내의 엑스선 강도의 변화를 나타낸다.

2) 힐 효과의 영향이 커지는 인자

(1) 양극 경사각

- 힐 효과는 양극 경사각이 작을수록 증가한다. 경사각이 작으면 양극 측으로 향하는 엑스선 광자가 더 긴 거리를 통과해야 하므로 양극물질에서 더 많이 흡수되기 때문이다.

(2) 부가 필터

- 힐 효과는 부가필터를 쓰지 않을 때 더욱 증가한다.

(3) 초점-필름 거리(FFD)

- 힐 효과는 촬영거리가 짧을수록 증가한다. 같은 크기의 피사체를 촬영할 때 초점-기록계의 거리를 가깝게 하면 넓은 엑스선속이 이용되어 힐 효과가 증가하고, 초점-기록계의 거리를 멀게 하면 상대적으로 좁은 엑스선속이 이용되어 힐 효과가 감소한다(그림 1-3-3).

(4) 조사야

- 힐 효과는 조사야가 클수록 증가한다. 조사야가 크면 조사야 내의 양극과 음극 측 사이의 거리가 멀어져서 그림 1-3-2와 같이 엑스선 강도의 차가 증가하기 때문이다.

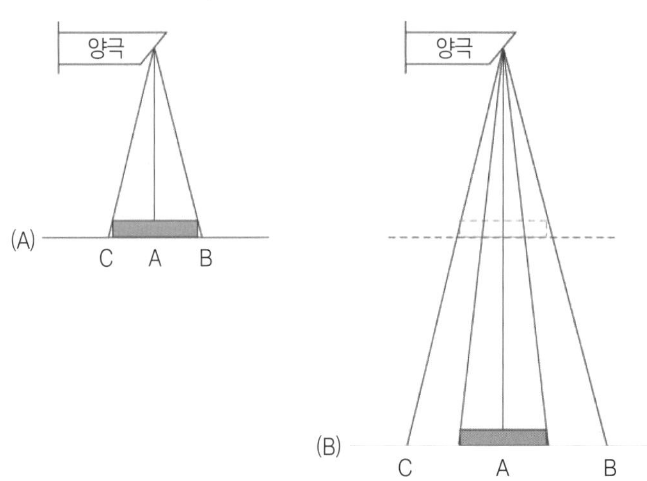

그림 1-3-3. 초점-검출기 사이의 거리변화에 따른 힐 효과의 비교

3) Heel effect의 적용

- 두께 차이가 큰 부위의 촬영에 힐 효과를 유용하게 이용할 수 있다. 음극 측의 엑스선 강도가 크므로 촬영할 때 음극 측에 두꺼운 부위를 놓는다.
- 흉추, 상완골, 대퇴골, 유방촬영 등에서 두꺼운 부위를 음극 측으로 하면 좀 더 균일한 농도의 엑스선 영상을 얻을 수 있다.

Ⅲ. 실험기기 및 재료

1) 엑스선 시스템(CR 또는 DR)
2) Aluminium step wedge

Ⅳ. 실험방법

1) 실험 배치도

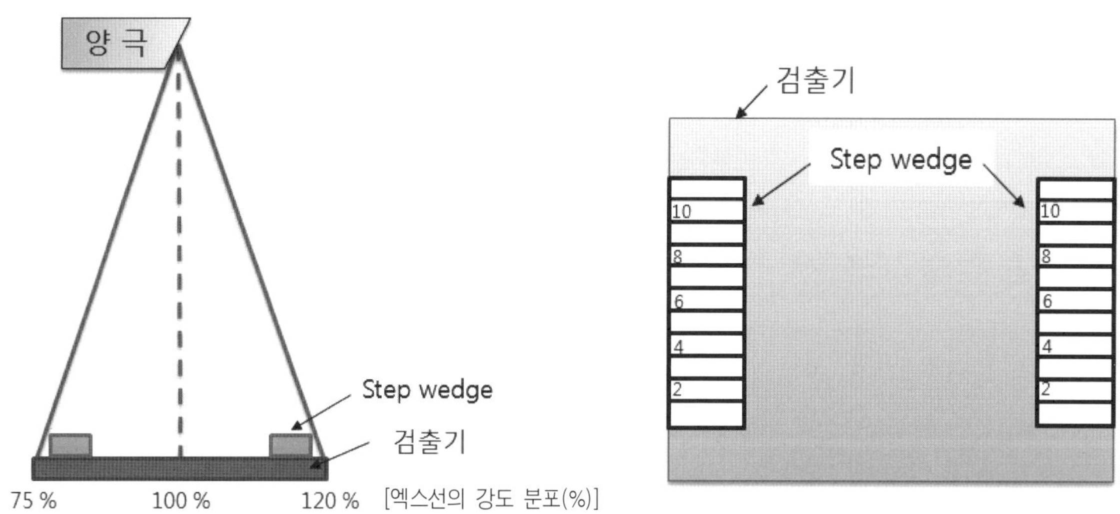

그림 1-3-4. Heel effect의 영향에 관한 실험

2) 실험순서

(1) 촬영거리를 변화시켰을 경우

① 촬영거리는 100cm, 150cm, 200cm에서 각각 실험 한다.

② 촬영거리 100cm을 기준으로 촬영조건을 설정하고 50cm, 150cm, 200cm에서의 촬영조건(mAs)을 거리자승법칙 공식에 대입하여 구한다.

$$\frac{원래의\ mAs}{새로운\ mAs} = \frac{원래의\ FFD^2}{새로운\ FFD^2}$$

③ 조사야의 크기는 촬영거리 100cm에서 조절해 둔 상태에서 거리가 증가할 때마다 100cm의 조사야와 동일하게 되도록 조절한다.

④ Step wedge를 검출기의 양극쪽, 음극쪽 가장자리에 위치시키고 각각의 영상을 획득한다.

⑤ 특정 step의 농도를 측정하여 양극과 음극의 픽셀 값 차이를 비교한다.

⑥ 같은 방법으로 거리를 변화시켜가면서 촬영하여 양극과 음극의 픽셀 값 차이를 비교한다.

(2) 조사야 크기를 변화시켰을 경우

① 촬영거리 100cm에서 촬영조건을 기준으로 한다.(위 실험방법 b의 촬영조건 설정방법)

② 조사야의 크기는 8×10″, 14×17″를 비교한다.

③ 14×17″ 크기에 맞추어 조사야를 조절한 후 step wedge를 검출기의 양극쪽, 음극쪽 가장자리에 위치시키고 각각의 영상을 획득한다.

④ 조사야를 8×10″으로 조절한 후 c의 방법으로 촬영한다.

⑤ 특정 step의 픽셀 값을 측정하여 양극과 음극의 차이를 비교한다.

V. 실험결과의 예

1) 촬영거리를 변화 시켰을 경우

촬영거리	양극	음극
100cm	112	1843
150cm	383	477
200cm	177	285

2) 조사야 크기를 변화 시켰을 경우

조사야 크기	양극	음극
14×17″	112	1843
8×10″	506	1904

Ⅵ. 참고문헌

1) 참고자료

1. 의료영상정보연구회(2008), 의료영상정보학, 청구문화사.
2. 허준(1994), 방사선 화상 기술학 실험실습.
3. 권수일 등(1999), 방사선계측학 실험, 129~136.
4. 김영근 등(2006), 의료영상정보학 실험, 89~94.

2) 권장실험

- Heel effect를 이용한 L-spine AP 촬영
- Mammography에서의 heel effect

1-4. 화소와 디지털 영상

Ⅰ. 실험목적

Matrix 및 pixel의 number와 size의 변화가 영상의 화질과 공간해상도(spatial resolution)는 어떤 영향을 주는 지에 대해 알아본다. Number of matrix가 많아지게 되면 공간해상도가 커져 화질이 좋아지게 되고, 또한 size of pixel가 작아질수록 화질의 공간해상도가 좋아지게 되는 것에 대하여 확인해 본다.

Ⅱ. 관계이론

1) 디지털 영상

디지털 영상이란 피사체를 투과한 정보를 전기신호로 변환시킨 후, 아날로그/디지털 변환을 거쳐 화소의 그레이 스케일 값을 얻는다. 이렇게 얻은 초기 상태의 데이터를 적절한 영상처리과정을 통해 잡음이나 불균일성을 제거한다. 이를 다시 아날로그 신호로 변환하여 필름으로 출력시키거나, CRT 등의 모니터에 표시하는 것을 말한다. 방사선과에서의 디지털 영상은 CT(computed tomography), MRI, Ultrasound, 투시영상이 포함되나 일반적으로 단순촬영의 디지털화 영상 TFT(thin film transitor)를 이용한 평판형 검출기 방식의 영상을 가리킨다.

2) 영상의 표현

일반적으로 영상은 2차원적인 배열을 갖고 있는 작은 화소들의 집합으로 볼 수 있다. 화소가 갖는 색의 종류에 따라 이진영상(binary image), 회색영상(gray image), 칼라 영상(color image)으로 나눌 수 있다. 여기서 이진 영상은 영상 내의 모든 화소가 2가지 색(보통 흑과 백)으로만 나타난 것이고, 회색영상은 단일 색을 갖되 밝기가 있는 것이며, 칼라는 여러 색이면서 밝기도 있는 것을 의미한다. 이 경우에 밝기는 보통 정수를 사용하며, 밝을수록 높은 수치를 가진다. 칼라의 경우에는 표현하고자 하는 색을 빛의 3원색인 빨강(red), 녹색(green), 파랑(blue)의 밝기로 분해하여 표기한다.

디지털 영상은 화소의 위치 및 밝기를 수치로 표현한 것이다. 식 (1)과 같이 화소가 위치한 좌표(x,y) 및 색 밝기(g 또는 r,g,b)들의 집합으로 표현할 수 있다.

$$이진영상 : g(x,y) = 0 \text{ 또는 } 1 \quad \cdots\cdots (1.a)$$

$$회색영상 : g(x,y) = 0\sim255 \text{ 중의 한 값} \quad \cdots\cdots (1.b)$$

$$칼라영상 : c(x,y) = [r(x,y),\ g(x,y),\ b(x,y)] \quad \cdots\cdots (1.c)$$

이렇게 표현된 화소(picture element, 줄여서 pixel 또는 pel)는 영상의 최소 단위가 된다. 디지털 영상은 바로 이 화소들을 2차원적으로 배열한 것이다. 이진 영상은 화소의 값을 0(흑)과 1(백)로 표현하며, 회색영상은 8비트를 쓸 경우에 0~255까지의 정수를 사용한다. 그리고 칼라영상은 빨강, 초록, 파랑의 순서대로 각각의 밝기에 해당하는 정수값을 연속해서 사용한다. 영상의 크기는 가로의 픽셀수 × 세로의 픽셀수 × 픽셀의 표현 bit수로 구할 수 있다. 일반적으로 가로 800픽셀, 세로 600픽셀, 24비트 칼라로 구성된 디지털 영상의 크기는 800 × 600 × 24비트 = 11,520,000bit의 크기이다. 이러한 디지털 영상의 특징은 영상의 정확한 처리와 재현성이 좋다. 또한 프로그램을 사용할 수 있으므로 각종 제어가 용이하고 여러 가지 영상처리가 가능하다. 그러나 데이터량이 많고 처리 시간이 많이 걸리는 단점이 있다.

3) 영상 파일의 구조

컴퓨터의 일반적으로 쓰이는 그래픽 파일들은 실제 영상을 표현하는 데이터의 앞부분(header)에 영상의 크기 및 특성 등의 정보를 저장한다. 그러나 영상의 크기가 정해져 있고 속성이 일정한 영상들을 다루는 경우에는 영상데이터 부분만을 파일에 기록하여도 된다. 따라서 헤더가 없는 미 가공 영상(raw image)을 영상파일로 정의한다. 영상에서 화소의 농도를 수치로 표현하기 위해 필요한 비트수는 화소색에 따라 달라진다. 즉, 이진영상인 경우에는 0과 1만으로도 가능하므로 단지 비트만을 쓰면 된다. 그러나 회색영상인 경우에는 화소의 밝기 수로 256단계를 나타내려면 8비트가 소요된다. 파일에 정수를 읽거나 쓰는 함수인 getc(), putc()는 1바이트씩 처리되므로 파일에 영상 데이터를 읽고 쓰는 시간이 절약하려면 저장되는 화소값도 바이트 단위로 처리하면 편리하다. 영상은 2차원으로 배열된 화소의 집합이므로 각 화소들을 순서대로 나열하여 파일에 쓰거나 읽으면 된다. 다만 수학에서 쓰이는 좌표계는 왼쪽에서 오른쪽으로 값이 커지는 x축과 아래쪽에서 위쪽으로 커지는 값을 갖는 y축을 가진다. 영상은 위에서부터 아래로 만드는 것이 일반적이므로 y축 좌표값이 위, 아래가 바뀌게 된다. 즉 영상 데이터를 쓰거나 읽을 때는 순차적으로 영상의 위에서부터 아래로 왼쪽에서 오른쪽으로 한 화소씩 처리하면 좌표값을 일일이 지정하지 않아도 된다.

4) 영상 매트릭스(image matrix)

영상매트릭스(image matrix)란 행과 열로 구성된 소자(cell)의 짜임을 말한다. 각 소자는 영상에 대한 일정한 위치에 대응 하게 된다. 소자의 수치들은 각 위치에 대한 강도 혹은 밝기를 나타낸다.

그림 1-4-1은 10×10 매트릭스, 5×5 매트릭스 그리고 격자가 없는 가상의 공간에 표시한 5×5 매트릭스를 보여준다. 각 디지털 영상은 소자의 모니터에 다양한 밝기로 나타낼 수 있는 매트릭스로 구성된다. 소자의 밝기는 컴퓨터에서 만들어진 일정한 수치에 의해 결정된다.

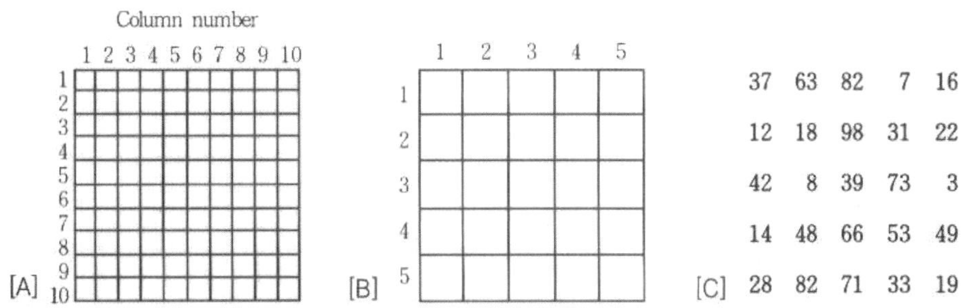

그림 1-4-1. [A] 10×10 매트릭스, [B] 5×5 매트릭스, [C] 가상의 공간에서의 5×5 매트릭스

영상 매트릭스의 각 소자를 화소(pixel)라고 부른다. 디지털 엑스선 영상에서 화소의 수치는 화소의 밝기로 나타낸다. 그런데 이 수치는 상대적인 값이며 영상의 대조도에 의해 결정된다.

CT 영상에서 각 화소의 수치는 하운스필드(HU) 단위이다. 하운스 필드 수치는 조직을 표현하고 구성하여 판단하기 위해 조절될 수 있다. 물론 자기공명영상, 초음파, 핵의학에서도 화소의 값은 조직의 구성과 연관되어 있다.

영상 매트릭스의 크기는 영상기기의 특성과 컴퓨터의 용량에 의해 결정되며 매트릭스의 크기는 사용자가 임의로 선택할 수 있다. 디지털 영상 시스템에서 영상 매트릭스의 크기는 64×64에서 4,096×4,096범위를 갖는다. 표 1-4-1은 영상 매트릭스의 크기를 요약했다.

표 1-4-1. 다양한 영상장치의 영상 Matrix 크기

장 비	Matrix 크 기
핵의학	128×128
진단 초음파	128×128
컴퓨터 단층 촬영	512×512
자기 공명 영상	512×512
디지털 엑스선 촬영(DR)	1024×1024
컴퓨터 엑스선 촬영(CR)	2048×2048
디지털 유방 촬영	4096×4096

64×64영상에서 보다 512×512 영상에서 원본 아날로그 영상을 구체적으로 표상해준다. 1,024×1,024영상은 원본 영상과 거의 유사하다.

$$\text{공간해상도} = \frac{\text{조사야}}{\text{매트릭스 크기}} \quad \cdots\cdots (2)$$

CT, 자기공명영상, 초음파에서 영상 매트릭스의 크기와 조사야가 공간해상도를 결정한다.

5) 공간 분해능(spatial resolution)

대부분의 필름/스크린 시스템의 공간분해능은 5 lp/mm이며, 픽셀의 크기는 0.1mm에 해당한다. 흉부 엑스선 사진에서 미세한 병변을 보기 위해서는 공간분해능 2.5 lp/mm, 픽셀의 크기는 0.2mm가 필요하다. 이는 1,760×2,140 픽셀의 매트릭스에 해당되는데 현재 4K 픽셀의 매트릭스(5 lp/mm)를 가진 DR시스템검출기가 개발되어 공간분해능의 한계를 해결하였다. 디지털 의료 영상에서 엑스선은 2,048×2,048 또는 4,096×4,096 매트릭스를 사용하고, CT와 MRI, 초음파는 512×512와 256×256이 일반적이며, SPECT와 PET는 64×64에서 256×256을 사용한다. 동일한 공간에서 영상을 얻을 경우 픽셀의 개수가 많을수록, 픽셀이 표현할 수 있는 색상의 수가 많을수록 분해능은 높아지지만 영상 데이터량은 4배로 증가되어 저장장치와 모니터의 가격 상승의 요인이 된다.

Ⅲ. 실험기기 및 재료

1) DR, CR system
2) PACS system
3) Image Plate, CR Reader 장치
4) 영상처리 프로그램(ImageJ)

Ⅳ. 실험방법

1) CR system 이용한 실험방법

(1) 촬영조건 : 56kVp, 10mAs, 0.1sec, FFD=40inch
(2) 실험방법
① IP에 피사체를 배치시킨 후 엑스선 기기로 촬영한다.
② 노출된 IP를 CR Reader기에 넣어 아날로그 신호를 디지털신호로 변환한 다음 그 신호를 PACS로 전송시킨다.
③ PACS로 전송된 신호를 raw파일로 변환한 다음에 ImageJ 프로그램으로 Import의 과정을 거쳐 Image파일을 얻는다.
④ IP 크기를 변화시켜가며 영상의 공간해상도를 구한다.

2) DR system 이용한 실험방법

(1) 촬영조건 : 100kVp, 6.3mAs, 0.02sec, FFD=72inch

(2) 실험방법

① DR detector에 피사체를 배치시킨 후 엑스선 기기로 촬영한다.

② PACS system을 이용하여 촬영 영상을 전송한 후 PiviewSTAR 프로그램을 통해 영상을 관찰한다.

③ Matrix 크기를 변화시켜가며 영상의 공간해상도를 구한다.

V. 실험결과의 예

1) Matrix size에 따른 공간해상도의 변화

표 1-4-2. Original image에서의 임의의 비율로 나눈 영상에 대한 표

Number of Matrix		
Width	Height	비 고
2484	3016	original Image
1242	1508	divide by 1/2
310	376	divide by 1/8
77	93	divide by 1/32
38	45	divide by 1/64

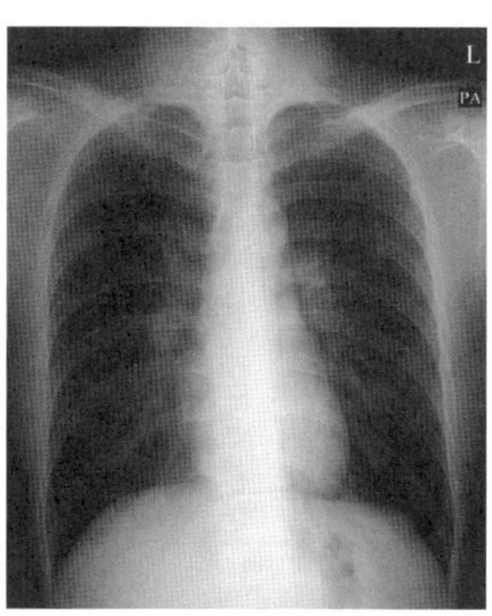

그림 1-4-2. DR image, 2484X3016 matrix size

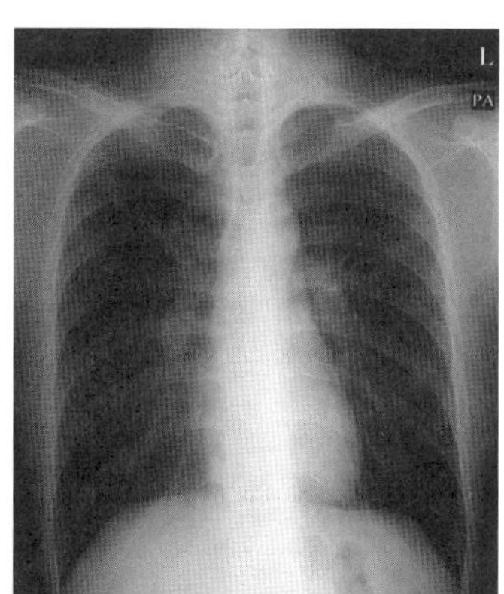

그림 1-4-3. DR image, 1242X1508 matrix size

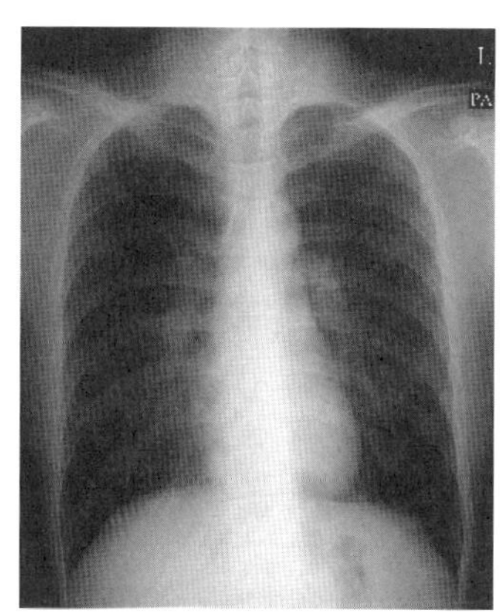

그림 1-4-4. DR image, 310X376 matrix size

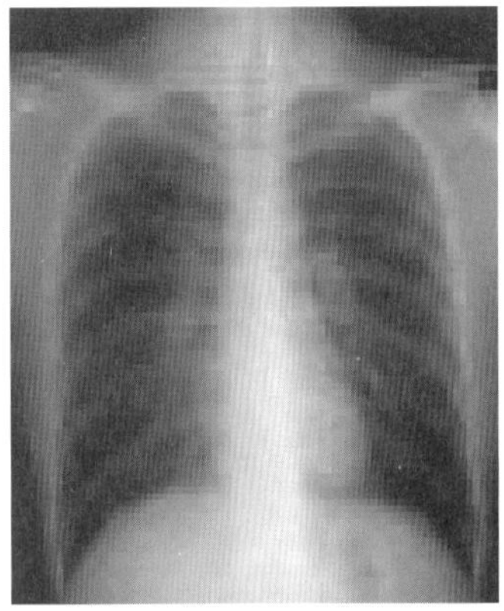

그림 1-4-5. DR image, 77X93 matrix size

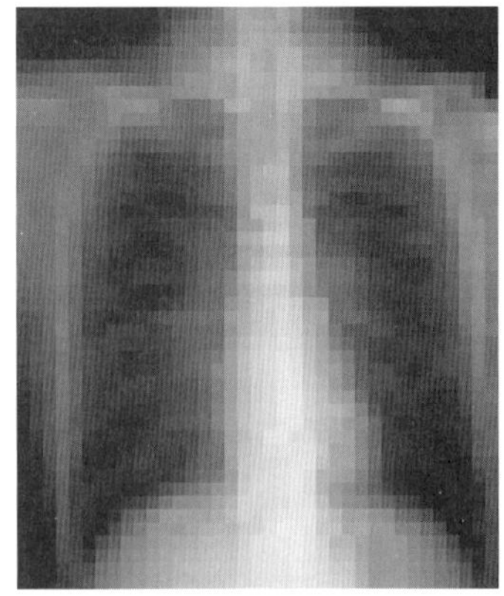

그림 1-4-6. DR image, 38X45 matrix size

표 1-4-3. 영상 크기에 따른 공간해상도의 변화 값

Image Size	계 산 값	공간해상도
W 2484 H 3016	355.6mm / 2484 pixel = 0.143mm/pixel 431.8mm / 3016 pixel = 0.143mm/pixel	3.57 lp/mm
W 1242 H 1508	355.6mm / 1242 pixel = 0.28mm/pixel 431.8mm / 1508 pixel = 0.28mm/pixel	1.78 lp/mm
W 310 H 376	355.6mm / 310 pixel = 1.14mm/pixel 431.8mm / 376 pixel = 1.14mm/pixel	0.43 lp/mm
W 77 H 93	355.6mm / 77 pixel = 4.6mm/pixel 431.8mm / 93 pixel = 4.6mm/pixel	0.108 lp/mm
W 38 H 45	355.6mm / 38 pixel = 9.35mm/pixel 431.8mm / 45 pixel = 9.35mm/pixel	0.05 lp/mm

(ex. 1 line pair = 2 X 0.143mm/pixel = 0.286mm)

2) IP size에 따른 공간해상도의 변화

표 1-4-4. CR image pixel size and number

	IP size 8X10 inch	IP size 14X17 inch
Width	2460	2828
Height	1950	2320
Image pixel spacing	0.1mm	0.15mm

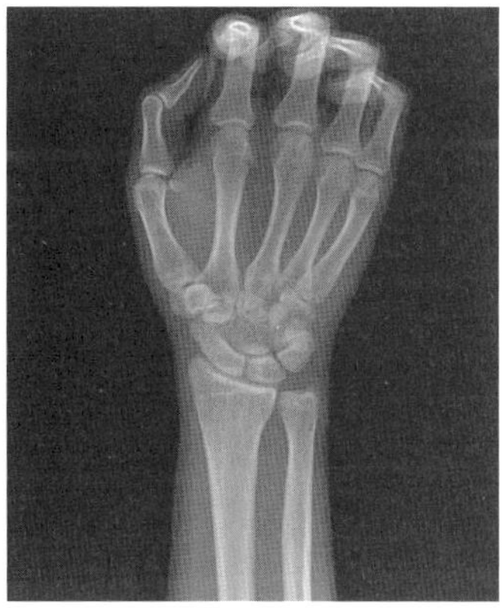

그림 1-4-7. Image plate size is 8X1inch, CR image, 2460×1950 matrix size

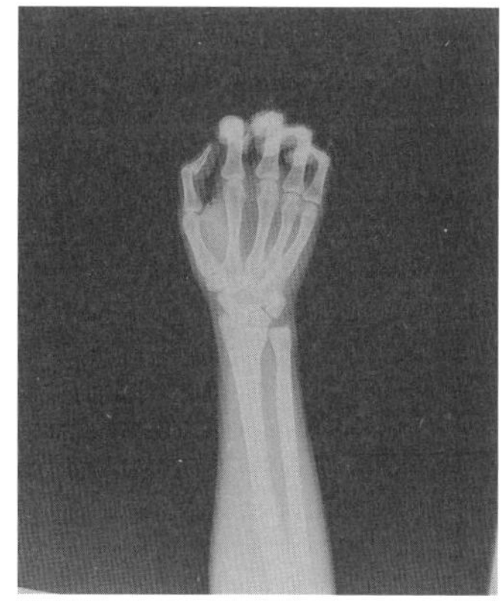

그림 1-4-8. Image plate size is 14X17inch, CR image, 2828×2320 matrix size

표 1-4-5. IP 크기에 따른 공간해상도의 변화 값

Image plate size		계 산 값	공간해상도
8X10	W2460	203.2mm / 2460 pixel = 0.08mm/pixel	5 lp/mm
	H1950	254.0mm / 1950 pixel = 0.13mm/pixel	
14X17	W2828	355.2mm / 2828 pixel = 0.12mm/pixel	3.3 lp/mm
	H2320	431.2mm / 2320 pixel = 0.18mm/pixel	

VI. 참고문헌

1) 참고자료

1. 의료영상정보연구회(2008), 의료영상정보학, 청구문화사.
2. 윤진영(1997), 의료용 방사선기기학, 대학서림.
3. 김영일 외 20인(2007), Analog & Digital, PACS 의료영상정보학, 대학서림.

2) 권장실험

- Window width와 window level이 영상에 미치는 영향에 관한 실험.

1-5. 실초점과 실효초점

Ⅰ. 실험목적

엑스선관 초점의 크기는 엑스선의 양과 화질에 영향을 주는 중요한 인자이다. 실초점과 실효초점을 이해하고, 실효초점의 크기에 따른 화질의 영향을 알아본다.

Ⅱ. 관계이론

1) 실초점과 실효초점

엑스선관의 실초점(actual focal spot)은 가속전자가 충돌하는 면적을 말한다. 실초점의 크기는 음극 필라멘트의 길이나 집속전극에서 결정되며, 두 변의 비가 보통 1 : 3 ~ 1 : 4인 직사각형이다.

실효초점(effective focal spot)은 중심엑스선속을 따라 투영된 초점의 크기를 말한다(그림 1-5-1).

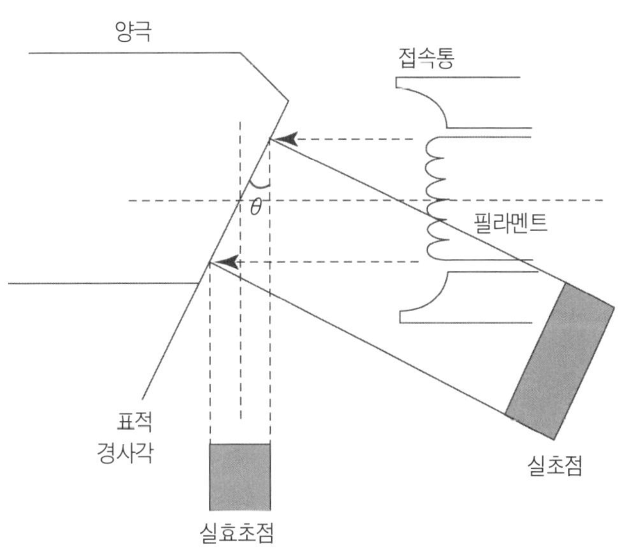

그림 1-5-1. 실초점과 실효초점

실효초점의 크기가 작을수록 엑스선 사진에 있어서는 선예한 영상을 얻을 수 있다. 실효초점의 폭은 표적경사각에 영향을 받지 않아 실초점의 폭과 같다. 그러나 표적이 기울어져 있기 때문에 실효초점의 길이는 실초점의 길이보다 작다. 실효초점 길이와 실초점 길이의 관계는 다음과 같다.

$$\text{실효초점의 길이} = \text{실초점의 길이} \times \sin\theta \quad \cdots\cdots (1)$$

여기서 θ는 표적경사각을 나타낸다. 표적경사각이 작아지면 실초점의 면적이 같더라도 실효초점의 면적은 더 작아진다(그림 1-5-2). 만일 표적경사각이 20°라면 sin20° = 0.342로 실초점의 면적이 실효초점 면적의 약 3배가 된다.

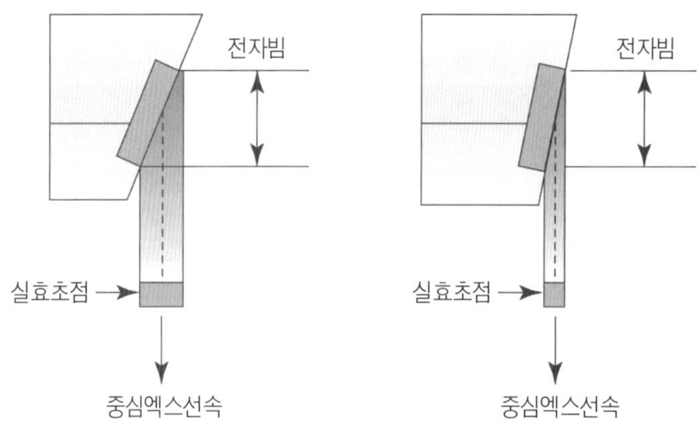

그림 1-5-2. 표적경사각에 따른 실효초점의 크기 비교

선초점(line focus)을 이용하여 양극을 경사지게 하면 실초점의 면적이 커져서 양극의 내열력이 증가되지만, 실효초점의 면적은 작아져서 영상의 선예도를 높일 수 있다(그림 1-5-3). 이것을 선초점의 원리(line focus principle)라 한다.

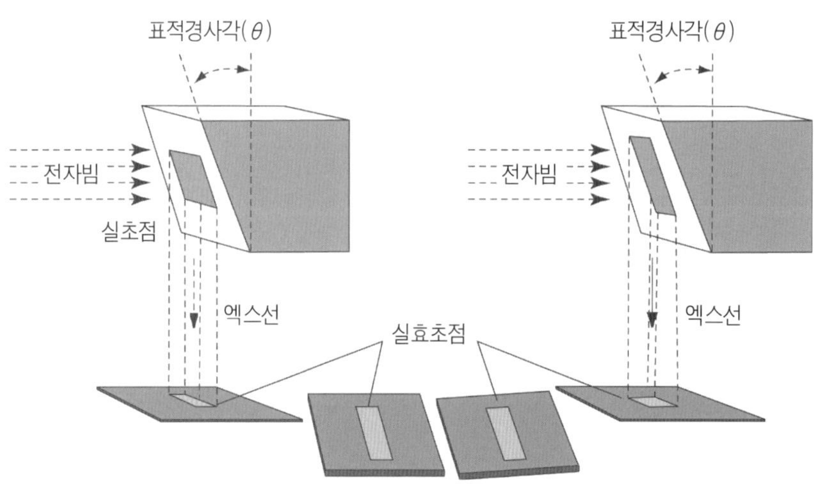

그림 1-5-3. 선초점의 원리

Ⅲ. 실험기기 및 재료

1) 엑스선 발생장치
2) DR system
3) Pinhole camera, star pattern, resolution pattern
4) 영상처리 프로그램(ImageJ)

Ⅳ. 실험방법

1) 실효초점 크기 측정방법

엑스선관의 초점 크기 측정방법은 Pinhole camera, Star pattern, Resolution pattern 등을 사용하여 구할 수 있다.

(1) Pinhole camera

① 조건

- SOD=29.5cm, SDD=179cm
- Hole의 직경=10μm
- 80kV, 50mA, 0.4sec
- Pixel size=143μm
- ImageJ 이용하여 픽셀수를 구함

② 실효초점 크기 계산방법

$$w' = (M-1)w \quad \cdots\cdots (2)$$

w' : 측정길이

$$M = \frac{SDD}{SOD} \text{(확대도)}$$

w : 실효초점 크기

(2) Star pattern

① 조건

- SOD=90.5cm, SDD=179.5cm
- $\theta = 2^{\circ}$
- Pixel size=143μm
- 70kV, 50mA, 0.4sec

② **실효초점 크기 계산방법**

$$w = \frac{\pi b\theta^{\circ}}{90^{\circ}}\left(\frac{1}{M-1}\right) \quad (w' = (M-1)w\ ,\ w' = 2b\theta) \quad \cdots\cdots (3)$$

b : blur가 일어난 부분의 반지름

(3) Resolution pattern

① **조건**

- SOD=91cm, SDD=179cm
- 65kV, 50mA, 0.4sec

② **실효초점 크기 계산방법**

(확대도를 고정하고 blurring을 일으키는 resolution pattern의 그룹을 찾아 초점크기를 계산하는 방법 이용)

$$w = \frac{M}{M-1} \times a \quad \cdots\cdots (4)$$

$$a = \frac{1}{spatial\ resolution}$$

V. 실험결과의 예

1) Pinhole camera

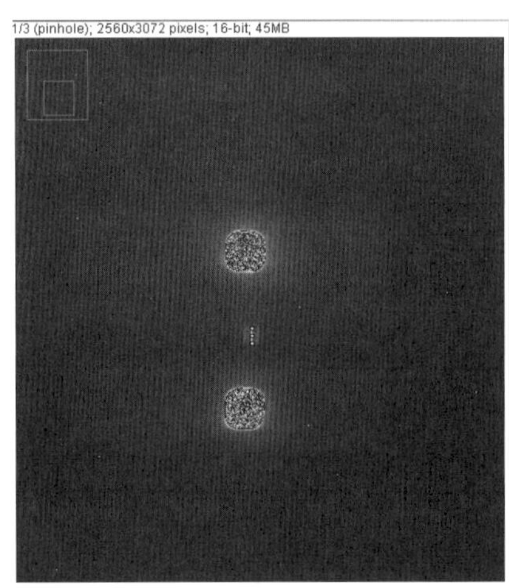

픽셀수	필셀 size(mm)	측정길이 w' (mm)	M	M-1	w(mm)
51	0.143	7.293	6.067797	5.067797	1.439087

2) Star pattern

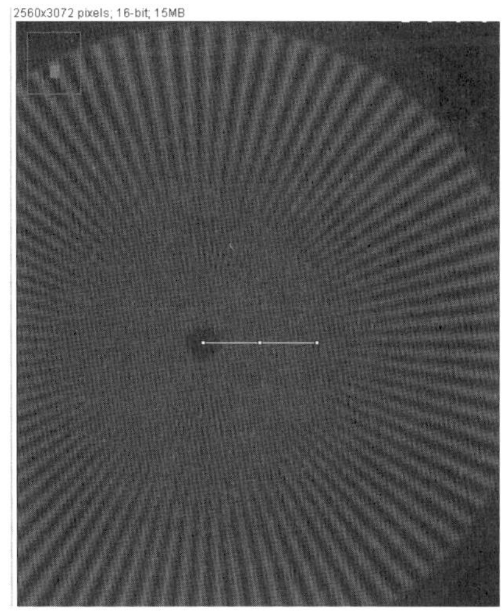

픽셀수	pixel size(mm)	b	M	M-1	w(mm)
105	0.143	15.015	1.983425	0.983425	1.065912

3) Resolution pattern(7번 그룹에서 blurring이 일어남 : spatial resolution - 1.2lp/mm)

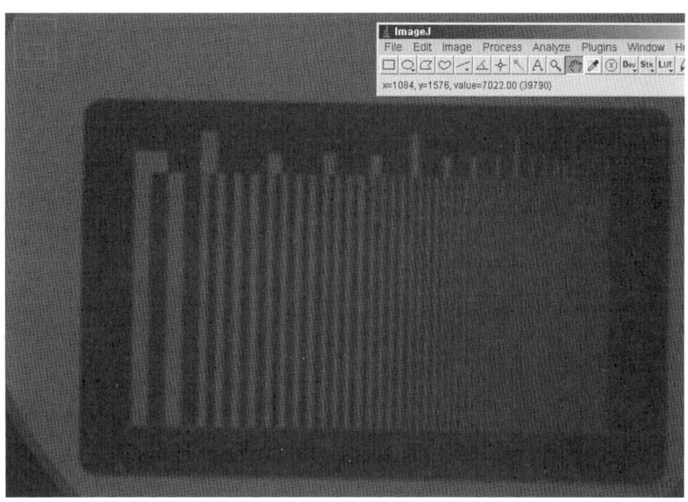

a	M	w(mm)
0.833333	1.967033	1.695076

VI. 참고문헌

1) 참고자료

1. 의료영상정보연구회(2008), 의료영상정보학, 청구문화사.
2. 윤진영(1997), 의료용 방사선기기학, 대학서림.
3. IEC 1267(1994), Medical Diagnostic X-ray Equipment-Radiation Conditions for Use in the Determination of Characteristics, 1st ed.(IEC, Geneva, Switzerland.).
4. C. Thomas, et al., "Pinhole Camera Resolution and Emittance Measurement", these proceedings.

2) 권장실험

- 초점크기에 따른 화질의 비교실험

1-6. 여과판 사용에 따른 영상의 특성실험

Ⅰ. 실험목적

여과판을 엑스선관으로부터 발생되는 장파장을 제거하기 위해 사용되는 금속판이다. 여과작용을 혼합 엑스선을 여과물질로 통과시켜 장파장을 흡수시킴으로 평균파장이 짧아져 선질을 증가시킬 수 있다. 선질증가는 투과력을 증가시킴은 물론 환자피폭선량을 감소시킬 수 있다. 엑스선을 진단에 이용할 경우 여과후의 평균에너지는 8~10kV 정도 증가한다.

본 실험은 여과판의 역할과 특성을 이해하는 것 뿐 아니라 실제 임상에서 여과판의 적극적 활용과 적용력을 키울 수 있다.

Ⅱ. 관계이론

여과에는 고유여과와 부가여과 및 총 여과가 있으며, 이들 여과의 개념은 다음과 같다.

1) 고유여과(inherent filtration)

엑스선의 여과는 관유리, 절연유, 방사창의 플라스틱막에서 일차적으로 일어난다. 촬영할 경우 이러한 흡수를 제거할 수가 없다. 이것을 고유여과라 한다. 연선은 고유여과로 인하여 환자 표면에 도달하지 못한다. 고유여과는 알루미늄 당량으로 측정되고 표시한다. 만약 고유여과가 0.75mm Al 당량이라면 고유여과가 일어나는 부분에서 흡수되는 엑스선의 양이 알루미늄 0.75mm Al의 두께에서 흡수하는 양과 같다는 것이다.

고유여과가 일어나는 부분 중에서 관유리는 고유여과에 가장 많이 작용하고 있다. 그이유는 절연유나 베클라이트와 같은 유기화합물에서의 고유여과는 별로 없으나 유리는 실효원자번호가 다른 물질에 비해 높기 때문에 흡수가 많이 일어난다.

2) 부가여과(external filtration)

고유여과에 의해 저에너지 광자는 비교적 많이 제거되어 있으나 선속의 평균에너지보다 저에너지 광자가 더 있다는 것은 바람직하지 못하다. 저에너지 광자는 촬영부위에 많이 흡수되어 촬영에 도움을 주지 못하고, 환자에게 필요 없는 조사가 되기 때문이다. 따라서 고유여과에서 제거하지 못한 저에너지 광자를 흡수하기 위해 엑스선관과 피사체 사이에 여과판을 삽입하여 제거한다.

학교에서 사용하는 엑스선 장치는 대부분 70kV 이상을 사용할 것이다. 이 때 총여과의 최소치는 적어도 2.0mm Al이어야 한다. 대부분의 장치에서 고유 여과만을 할 경우 이 범위가 되지 못하고 있기 때문에 이것을 보상하기 위해 엑스선 장치와 환자 사이에 부가 여과판을 부착하고 있다. 부가 여과판의 재질은 보통 Al, Cu를 사용한다.

3) 총여과(total filtration)

고유여과와 부가여과를 합친 것이 총 여과와 같다. 관전압 70kV 이상일 때 총여과의 범위는 적어도 2.0mm Al이 되어야 한다.

표 1-6-1. 사용조건에 따른 총 여과

사용조건	총 여과(mm Al)	
최고정격관전압(μ) (kV)	$\mu<60$	1.5 이상
	$60\leq\mu\leq110$	2.0 이상
	$110\mu<$	2.5 이상
관전압 50kV 이하에서 시행하는 유방촬영 등의 특수촬영		0.5 이상
외과용 등에서 I · I가 부착된 경우 또는 XTV식 투시 촬영 장치		3 이상

4) 여과판 물질의 두께와 흡수비

표 1-6-2는 관전압 80kV에서 아크릴, 알루미늄, 구리의 같은 흡수를 가지는 두께를 나타낸 것이다. 아크릴 5cm와 같은 흡수를 나타내는 알루미늄의 두께는 067cm, 구리는 0.027cm인 것이다. 이것은 아크릴의 흡수를 1로 하면 알루미늄은 7.46배, 구리는 185.19배가 높다는 것을 의미한다. 관전압이 높아지면 이러한 흡수차이는 작아지고 관전압이 낮아지면 더 커진다.

표 1-6-2. 여과판 물질에 따른 두께별 흡수비

아크릴		알루미늄		구리	
두께(cm)	흡수비	두께(cm)	흡수비	두께(cm)	흡수비
5	1	0.67	7.46	0.027	185.19
10	1	1.62	6.17	0.068	147.06
15	1	2.72	5.51	0.125	120.00
20	1	4.5	4.44	0.207	96.62

Ⅲ. 실험기기 및 재료

1) 부가필터를 제거할 수 엑스선 발생장치
2) 자동현상기
3) 10×12″ 필름
4) 10×12″ 카세트(증감지 부착)
5) 선량계
6) 농도계(densitometer)
7) 필름관찰대(view box)

Ⅳ. 실험방법

1) 엑스선 장치에서 부가여과판을 제거한다.
2) 촬영거리 100cm으로 하고, 여과판을 사용하지 않은 상태에서 step wedge를 위치시킨 후 가장 얇은 step의 농도가 3.0 이상, 가장 두꺼운 step의 농도가 0.3 이하가 되는 조건으로 촬영한다.

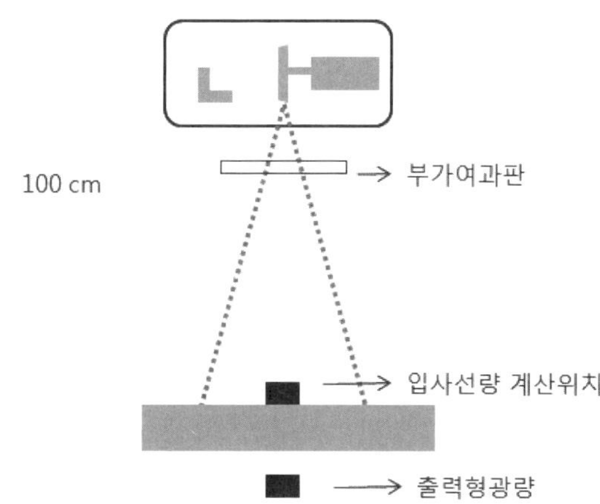

그림 1-6-1. 여과판 두께 변화에 따른 선량 및 영상특성실험 배치도

3) 카세트 위에 step wedge를 위치시키고 2)의 조건으로 여과판을 0.5mm Al씩 증가하면서 총 3mm Al이 될 때까지 촬영한다. 이 때 카세트는 동일한 것을 사용한다.

영상 1 : 필터를 사용하지 않은 것
영상 2 : 0.5mm Al 여과판 사용
영상 3 : 1.0mm Al 여과판 사용

영상 4 : 1.5mm Al 여과판 사용
영상 5 : 2.0mm Al 여과판 사용
영상 6 : 2.5mm Al 여과판 사용
영상 7 : 3.0mm Al 여과판 사용

4) 필름을 현상한 후 여과판 두께 변화에 따른 필름농도를 비교해 본다.
(필름 농도 비교시는 step wedge의 가운데 step을 측정하여 비교한다.)

$$\text{필름의 사진 농도}(D) = \log_{10}\frac{\text{입사광}(I_0)}{\text{투과광}(I_t)} \quad \cdots\cdots (1)$$

필름의 농도는 항상 대수(logarithm)로 표시하는데 만일 10개의 빛 광자가 필름에 입사해 1개만 필름을 투과하였다면 필름의 농도는 1.0으로 표시한다.

5) 선량계를 촬영테이블 위에 올려 놓고, 사진특성실험에서 사용한 촬영조건으로, 3)과 같이 여과판의 두께를 변화시켜 가면서 선량을 측정하여 기록한다.

V. 실험결과의 예

1) 여과판 두께에 따른 선량과 농도 결과

두께[mm Al]	선량[mR]	상대적 사진농도
0	84.375	1.000000
0.5	69.300	0.836148
1	57.875	0.699143
1.5	48.750	0.584587
2	42.125	0.488801
3	31.350	0.341742

VI. 참고문헌

1) 참고자료

1. 의료영상정보연구회(2008), 의료영상정보학, 청구문화사.
2. 윤진영(1997), 의료용 방사선기기학, 대학서림.

3. IEC 1267(1994), Medical Diagnostic X-ray Equipment-Radiation Conditions for Use in the Determination of Characteristics, 1st ed.(IEC, Geneva, Switzerland,).

2) 권장실험

- 여과판 사용에 따른 스펙트럼 분포 실험

1-7. 촬영거리 변화에 따른 엑스선량에 관한 실험

Ⅰ. 실험목적

촬영거리는 엑스선 촬영조건 설정 중에서 발생장치 외측인자이다.

촬영거리는 엑스선 감약 및 영상확대에 매우 크게 작용하므로 적절한 촬영거리 유지는 중요하다. 촬영거리가 증가하면 엑스선량 및 필름 농도 감소현상이 발생하며 변화된 촬영거리에서 새로운 mAs로 촬영하고자 할 경우 이용하고 있다. 따라서 촬영거리에서 같은 농도를 유지하고자 할 경우 촬영조건을 구할 수 있고, 무엇보다도 촬영거리 변화에 따른 화질 관리와 최적의 촬영거리를 설정할 수 있다.

본 실험을 통해 학생들은 촬영거리와 화질과의 연관성 및 조절 원칙과 기법을 습득할 수 있다.

Ⅱ. 관계이론

1) 거리 역제곱 법칙

초점에서 거리 d_1,d_2의 엑스선 강도를 I_1,I_2로 하면, $4\pi(d_1)^2 I_1 = 4\pi(d_2)^2 I_2$ 이고 $I_2 = I_1(\frac{d_1}{d_2})^2$가 된다. 즉, 거리가 2배($d_1$=2$d_2$)로 되면 강도는 1/4이 되고, n배($d_2$=n$d_1$)로 되면 강도는$(1/n)^2$이 되며 이것을 거리 역제곱 법칙이라고 한다(그림 1-7-1).

거리 역제곱 법칙은 다음 식으로 나타낼 수 있다.

$$\frac{\text{새로운 강도}}{\text{원래의 강도}} = \frac{(\text{원래의 거리})^2}{(\text{새로운 거리})^2} \quad \cdots\cdots (1)$$

$$\frac{\text{원래의 } mAs}{\text{새로운 } mAs} = \frac{\text{원래의 } FFD^2}{\text{새로운 } FFD^2} \quad \cdots\cdots (2)$$

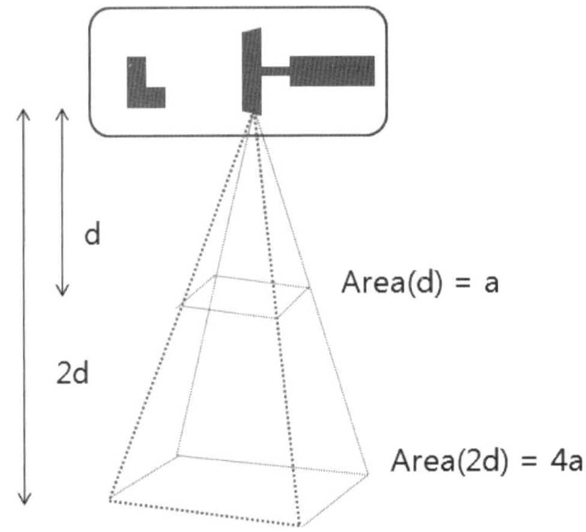

그림 1-7-1. 거리 역제곱 법칙

※ 예제 1) 원래의 촬영 조건 : 200mA, 1/10sec, 80kV, 촬영거리 40인치에서 거리를 48인치로 변경하여 long contrast의 사진을 얻기 위한 방법은 다음과 같다.

① mAs를 계산하면 200×1/10 20mAs
② 관전압을 증가하기 위해 15%법칙을 이용하면 80×15%=12, 80+12=92kV
③ ②에 의해 관전압을 92로 변경하면 mAs를 20에서 10으로 변경해야 한다.
④ 변경된 92kVp, 10mAs는 촬영거리를 변경시키지 않은 조건이다.
⑤ 촬영거리를 48인치로 변경하려면, 거리 자승 법칙에 의해 mAs를 14.4mAs로 변경하면 된다.
⑥ 따라서 새로운 촬영조건은 FFD 48인치, 92kVp, 14.4,mAs가 된다.

※ 예제 2) 원래의 촬영조건 : 300mA, 0.05sec, 100kV, 촬영거리 40인치에서 거리를 46인치로 변경하여 short scale contrast의 사진을 얻기 위한 방법은 다음과 같다.

① mAs를 계산하면 300×0.05=15mAs
② 관전압을 감소하기 위해 15%법칙을 이용하면 100×15% = 15, 100-15= 85kV
③ ②에 의해 관전압을 85kV로 변경하면 mAs는 15에서 30으로 변경해야 한다.
④ 변경된 85kVp, 30mAs는 촬영거리를 변경시키지 않은 조건이다.
⑤ 촬영거리를 46인치로 변경하려면, 거리 자승 법칙에 의해 mAs를 39.6로 변경할 수 있다.

Ⅲ. 실험기기 및 재료

1) 엑스선 발생장치
2) 현상기
3) 해상력 차트(해상력 차트가 없을 경우 step wedge를 촬영하고, 같은 step의 농도를 측정해도 된다)
4) 10×12인치 카세트
5) 필름/증감지
6) 농도계
7) 선량계
8) 아크릴판(1cm×10cm×10cm)×10장(step wedge를 이용할 경우 사용하지 않는다)

Ⅳ. 실험방법

1) 실험순서

(1) 거리 역제곱 법칙을 사용하여 이론값을 계산한다.
(2) 관전압, 관전류를 고정한 상태에서 촬영거리를 변화시켜가며 선량을 측정하고 기록한다.
(3) 이론값과 측정값을 비교한다.

Ⅴ. 실험결과의 예

1) 촬영거리 변화에 따른 선량

(조건 : 관전압-80kVp, 관전류-60mA, 조사시간-0.025sec)

거리[cm]	측정값[mR]	상대적 이론값
20	227.50	1.0000
40	57.88	0.2500
60	27.28	0.1111
80	14.23	0.0625
100	9.21	0.0400

VI. 참고문헌

1) 참고자료

1. 의료영상정보연구회(2008), 의료영상정보학, 청구문화사.
2. 윤진영(1997), 의료용 방사선기기학, 대학서림.
3. IEC 1267(1994), Medical Diagnostic X-ray Equipment-Radiation Conditions for Use in the Determination of Characteristics, 1st ed.(IEC, Geneva, Switzerland.).

2) 권장실험

- 거리에 따른 확대도와 반음영에 관한 실험
- 거리에 따른 영상의 선예도에 관한 실험

1-8. 관전압의 15% 법칙에 관한 실험

Ⅰ. 실험목적

관전압의 15% 법칙은 관전압을 변화시킨 후 영상의 농도에 관한 영향을 예측할 때 가장 적절히 사용할 수 있는 법칙이다. 15% 법칙을 적용한 영상에서 육안으로 식별 가능한 대조도가 형성되므로 대조도 변화가 영상 식별의 기준으로 활용할 수 있다.

Ⅱ. 관계이론

1) 관전압 15% 법칙

관전압과 농도의 관계는 선형 관계가 아니다. 이것은 관전압과 농도의 관계는 정확한 법칙이 없다는 것을 의미한다. 관전압 자승법칙(kVp-squared rule)은 엑스선 에너지의 변화를 고려하지 않기 때문에 필름 농도에 적용하지 않는다.

15% 법칙은 필름 농도에 대한 관전압의 영향을 예측할 때 가장 적절히 사용할 수 있는 법칙이다. 즉, 15% 법칙은 관전압의 변화가 엑스선 출력 선량과 엑스선 에너지에 영향을 미치기 때문에 농도에도 영향을 미친다는 원리이다.

※ 가시농도의 변화(visible density change)

농도의 변화를 30% 이하로 증가시키면 인간의 눈은 그 차이를 감지하기 어렵다. 15% 법칙에서 관전압의 15% 증가로 농도가 100% 증가했다면, 15%의 1/3인 5%의 관전압의 증가는 30%의 농도를 증가시킨다. 5%의 관전압의 변화가 사진 농도를 가시적으로 변화시키는데 필요한 최소값이라는 것을 알아야 한다. 따라서 장치에서 허용하는 저에너지 범위(50~80kV)에서는 적어도 4kV를 변화시켜야 농도의 변화를 줄 수 있고, 80kV 이상에서는 6kV의 변화가 요구된다.

진단영역에서 관전압을 변화시켰을 때 보상해줄 mAs를 15%법칙을 이용해 나타낸 표는 다음과 같다.

표 1-8-1. 관전압을 변화시켰을 때 mAs 보상값

Old kVp	New kV, mAs multiplying factor													Old kVp
40	1.	.4	.23	.15	.11	.08	.064	.05	.04	.032	.025	.02	.017	40
45	2.5	1.	.52	.3	.22	.16	.12	.1	.076	.06	.05	.04	.032	45
50	4.	1.7	1.	.68	.5	.35	.27	.21	.16	.13	.1	.08	.066	50
55	8.	2.5	1.5	1.	.74	.56	.43	.35	.28	.22	.18	.15	.12	55
60	10.	4.	2.3	1.5	1.	.78	.6	.46	.37	.3	.25	.2	.17	60
65	12.	5.	3.	2.	1.4	1.	.8	.62	.5	.4	.32	.26	.21	65
70	16.	7.	4.2	2.6	2.	1.4	1.	.8	.6	.5	.39	.31	.25	70
75	20.	9.	5.4	3.5	2.5	1.8	1.3	1.	.76	.6	.47	.38	.3	75
80	24.	11.	6.6	4.5	3.2	2.3	1.7	1.3	1.	.8	.6	.47	.37	80
85	28.	13.	8.	5.4	4.	2.9	2.2	1.7	1.3	1.	.8	.64	.5	85
90	34.	15.	9.	6.2	4.5	3.4	2.6	2.	1.6	1.25	1.	.8	.64	90
95	48.	18.	11.	7.8	5.6	4.2	3.2	2.5	2.	1.6	1.3	1.	.8	95
100	60.	22.	13.	9.	6.8	5.	3.8	3.	2.4	1.9	1.5	1.2	1.	100
	40	45	50	55	60	65	70	75	80	85	90	95	100	

관전압 15% 증가 → 사진농도 약 2배 증가

관전압 15% 감소 → 사진농도 약 2배 감소

Ⅲ. 실험기기 및 재료

1) 엑스선 발생장치
2) 피사체 용 팬텀
3) 엑스선 사진 관찰대

Ⅳ. 실험방법

1) 실험방법

(1) 촬영에 필요한 기구 및 재료를 준비한다.
(2) 엑스선 발생장치를 선택한다.
(3) 대상 phantom을 선택한다.
(4) 촬영거리를 100cm로 한다.
(5) 촬영조건은 관전압의 15%법칙을 기준으로 하여 선정한다.
(6) 선정된 관전압 또는 관전류로 촬영하며 농도의 변화를 관찰한다.
(7) 영상의 결과, 15%법칙에 충실한 결과가 나왔는지의 여부를 평가한다.

2) 평가방법

15% 법칙을 기준으로 하여 관전류와 관전압 등을 변화시키며 영상 변화를 평가한다.

예 1. 60mAs, 40kV와 30mAs, 46kV로 촬영한 영상의 변화를 평가
예 2. 25mAs, 92kV와 50mAs, 80kV로 촬영한 영상의 변화를 평가
예 3. 15mAs, 110kV와 7mAs, 126kV로 촬영한 영상의 변화를 평가

Ⅴ. 실험결과의 예

그림 1-8-1. 10mAs, 40kV로 촬영한 영상

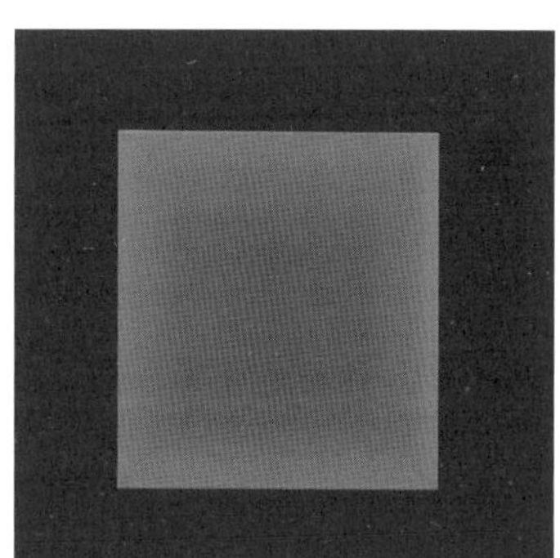

그림 1-8-2. 10mAs, 46kV로 촬영한 영상

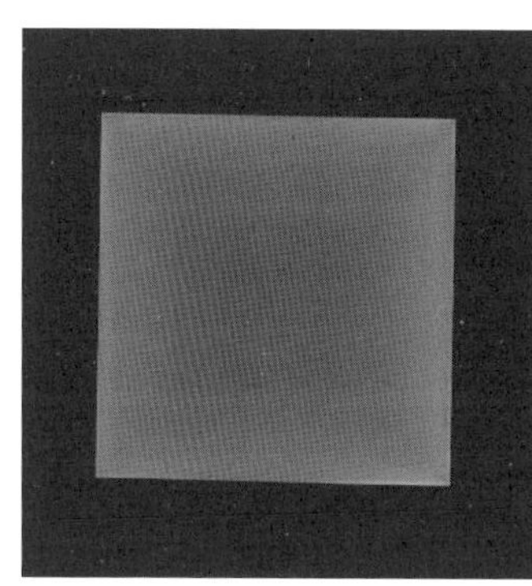

그림 1-8-3. 20mAs 40kV로 촬영한 영상

Ⅵ. 참고문헌

1) 참고자료

1. 의료영상정보연구회(2008), 의료영상정보학, 청구문화사.
2. 윤진영(1997), 의료용 방사선기기학, 대학서림.
3. 김영일 외 20인(2004), 의료영상정보학, 대학서림.

2) 권장실험

- 관전압 변화에 따른 피폭선량에 관한 실험

제2장
의료영상의 형성실험

실험항목

2-1. DR 영상시스템 구성 및 특성곡선 측정
2-2. 영상대조도 측정
2-3. 선예도
2-4. 격자 특성평가

2-1. DR영상시스템 구성 및 특성곡선 측정

Ⅰ. 실험목적

DR영상시스템의 특성곡선을 직접 그려봄으로써 특성곡선의 개념과 DR의 특성을 이해하고 기존의 필름/증감지 시스템의 특성곡선과 비교하여 본다.

Ⅱ. 관계이론

1) 특성곡선

특성곡선은 사진 감광 재료에서의 노광량과 농도의 관계를 그린 그래프로, 사진 감광재료의 감도, 관용도등의 사진적 특성을 나타내는 곡선이다. 이 곡선은 가로축에는 노광량의 로그를, 세로축에는 현상의 결과 얻어지는 농도를 같은 크기의 눈금으로 표시한다. 필름의 농도는 항상 대수로 표시하는데 이는 작은 눈금으로 큰 차이를 표시할 수 있으며 빛에 대한 우리 눈의 반응이 대수적이기 때문이다.

특성곡선을 통하여 필름대조도, 필름감도, 관용도에 관한 정보를 얻을 수 있다. 횡축은 노광량의 대수치, 종축은 영상의 농도로 넓은 폭의 노출량을 작은 수치로 표시가 가능하다. 일정한 비로 증가하는 노광량 변화를 절대값과 상관없이 횡축에 좁은 거리로 표시한다. 곡선에서 왼편 아래쪽 부위의 위로 향해 오목한 부분을 족부(toe) 저농도 부분, 직선부 부분을 유효농도 부분, 위로 볼록한 견부(shoulder)는 고농도 부분으로 솔라리제이션부라고도 한다. 특성곡선의 각 부분의기울기를 계조도라고 한다, 필름은 엑스선이나 빛에 노광되지 않았더라도 기본적으로 필름 지지체 농도를 지니고 있으며 약간의 fog를 포함한다. 평균 계조도가 높아지면 대조도가 높아진다.

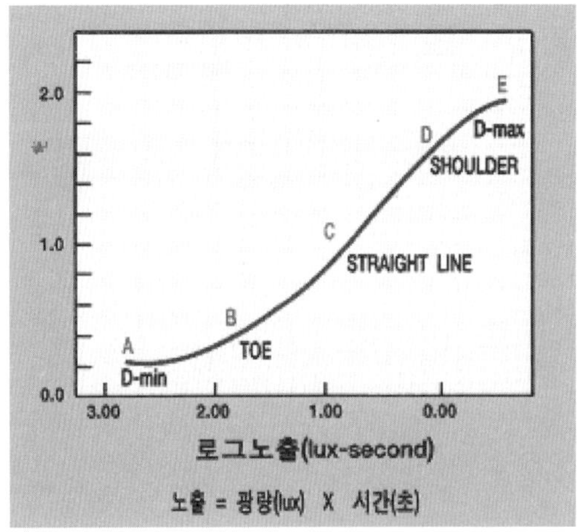

그림 2-1-1. DR 영상 시스템의 특성곡선

2) 관용도(latitude)

경사도가 급한 것을 고대조도, 경사도가 완만한 것을 고관용도라 한다,

기존의 필름/증감지 시스템의 특성곡선은 S자 모양을 하고 있어 좁은 범위의 투과선량만이 사진농도에 비례관계를 나타낸다. 즉, dynamic range가 좁은 한계점이 있었다. Digital radiography는 dynamic range가 매우 넓어 투과선량에 대한 사진농도의 비례관계 영역(latitude 관용도)이 넓다. 따라서 항상 일정한 영상을 얻을 수 있다.

Ⅲ. 실험기기 및 재료

1) X-ray generator(DR)
2) Ion chamber
3) 줄자(150cm 이상)
4) 기타(소프트웨어 : Matlab or ImageJ)

Ⅳ. 실험방법

1) 실험조건

(1) 촬영조건 설정

① 실험을 위해 mAs를 설정한다. 관전류, 조사선량을 기록한다.

② 관전압을 변화시켜가면서 ion chamber를 이용하여 조사선량을 측정한다. 이 때, 측정한 조사선량률이 mR/sec이므로, 조사시간를 곱하여 mR 단위로 환산한다. 특성곡선의 횡축은 log로 표현되므로, 조사선량을 log단위로 변환시킨다.

③ Matlab이나 ImageJ 프로그램을 이용하여 획득한 영상의 raw파일을 열다. 각각의 영상마다 동일한 크기의 ROI를 설정한 후 픽셀 값의 평균을 구한다. 이를 특성곡선의 종축으로 한다.

Ⅴ. 실험결과의 예

1) 촬영조건

관전류 : 100mAs, 40mA, 0.25sec

관전압 : 50kVp에서 80kVp까지 5kVp씩 증가시켜가며, 선량 측정

표 2-1-1. 측정한 조사선량과 매틀랩을 이용하여 얻은 gray scale값

kVp	mR/sec	mR	log(mR)	Gray scale
50	58.67	14.6675	1.166356	2354.8
55	66.13	16.5325	1.218339	3633.8
60	84.4	21.1	1.324282	4860.8
65	91.96	22.99	1.361539	6285.4
70	118.9	29.725	1.473122	7199.3
75	125.9	31.475	1.497966	9504.9
80	157.3	39.325	1.594669	10901

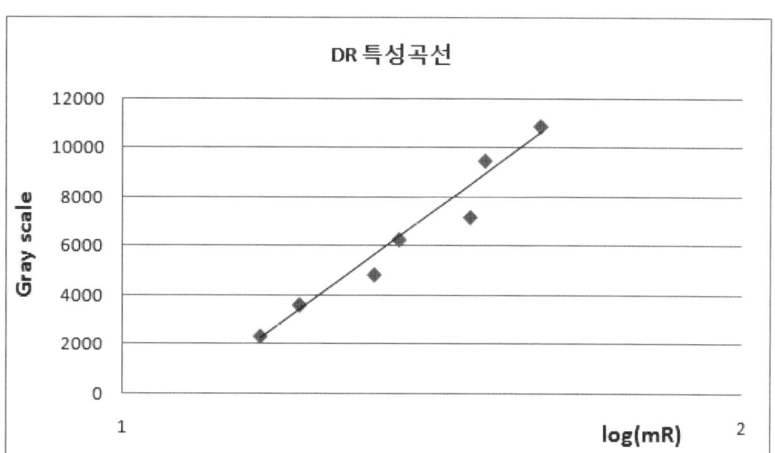

그림 2-1-2. DR 특성곡선

VI. 참고문헌

1) 참고자료

1. Horst Aichinger(2003), Joachim Dierker, Sigrid Joite-BarfuB et al, Radiation exposure and Image Quality in X-ray Diagnostic Radiology, 45~55.
2. Sang-tae Lee(2008), Medical Imaging Informatics, 1.
3. Young-il Kim(2001), Analog & Digital. PACS.

2) 권장실험

- 계조도(gamma) 측정
- 특정 농도에 따른 관용도 측정
- 상대감도 측정
- Modality(Film, CR, DR)별 특성곡선 측정 및 비교평가

2-2. 영상대조도 측정

Ⅰ. 실험목적

대조도란 두 부분의 농도차이를 말한다. 영상의 대조도는 영상에 나타나는 최고농도 D_{max}와 최저농도D_{min}과의 차이, 즉 $D_{max}-D_{min}$을 의미한다. 이와 같은 영상대조도(Image contrast)를 결정하는 인자로써 피사체 대조도(subject contrast), Detector contrast가 있다. 이번실험에서는 공간주파수(spatial frequency)의 변화에 따른 영상의 대조도에 대해서 알아보고자 한다.

Ⅱ. 관계이론

1) 대조도

영상을 인식하기 위해서는 목적하는 부위와 주변과의 농도차가 있어야 가능하게 되는데 그 농도차가 크면 클수록 인식하기가 쉽게 된다. 이와 같이 인식을 목적으로 하는 부위와의 농도 차이를 대비 또는 대조라 하며, 그 농도비를 대조도라 한다.

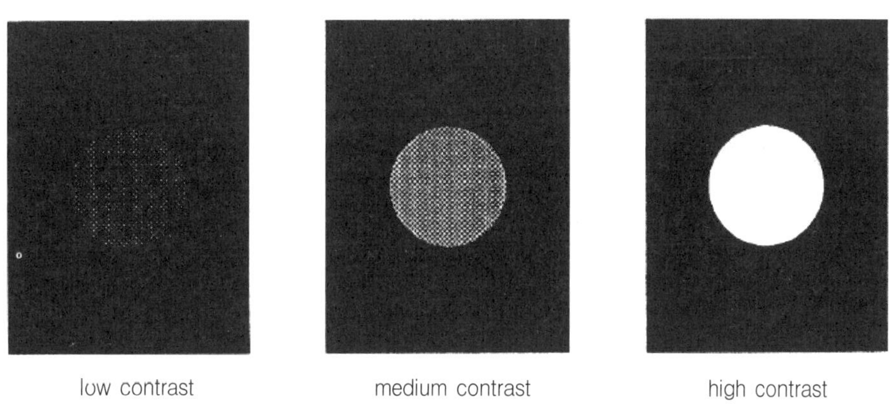

그림 2-2-1. 영상 대조도

대조도는 피사체 대조도(subject contrast)와 필름대조도로 구분한다.

① 피사체 대조도

피사체 대조도는 피사체 한부분과 다른 부분을 투과한 엑스선 강도 차이로 눈으로 관찰 불가능하나 필름 감광시 가능하다. 엑스선 사진이 되기 위해 증감지나 필름 등을 거치는 과정에서 비직선적으로 증폭되므로 피사체 대조도와 필름 대조도가 각각 다르다. 피사체 대조도에 영향을 주는 인자는 피사체의 밀도, 원자번호, 두께, 방사선 에너지, 조영제 사용 유무 및 산란선 등이다.

② 필름대조도(film contrast)

필름의 특정곡선, 필름의 농도차, 조영제 사용, 증감지 종류 및 필름의 현상과정 등이다.

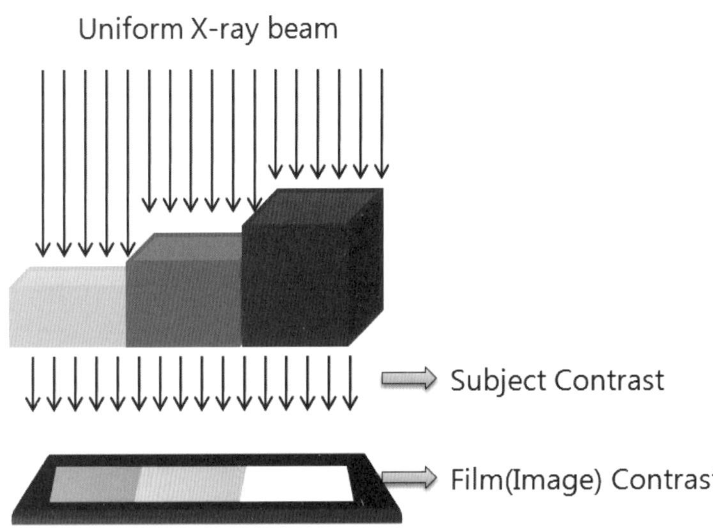

그림 2-2-2. 피사체 대조도 및 영상 대조도

Ⅲ. 실험기기 및 재료

1) X-ray generator(DR)
2) 소프트 웨어(ImageJ, Matlab)
3) 줄자(150cm 이상)
4) Resolution Pattern의 팬텀
5) Plastick disk
6) Plastic platform

Ⅳ. 실험방법

1) 구형파 차트법

대조도를 구하는 방법에는 chart method에는 구형파 차트법과 정현파 노출법이 있다. 이중에서 구형파 차트법을 많이 이용하는 이유는 실제 측정에서 엑스선의 투과율이 정편하적으로 변하는 실험체를 사용하기에는 어렵기 때문에 제작이 쉬운 구형파 차트(Resolution Pattern)를 이용한다.

(1) 구형파 차트 촬영

① Resolution pattern 팬텀을 detector 위에 위치시키고 FFD 150cm에서 촬영한다.

(2) 획득된 resolution pattern 팬텀 영상을 matlab이나 ImageJ을 이용하여 팬텀의 중심부의 profile을 획득한다.

(3) 팬텀의 profile의 각 그룹마다 최고값(D_{max}), 최저값(D_{min})들의 평균을 구한다.

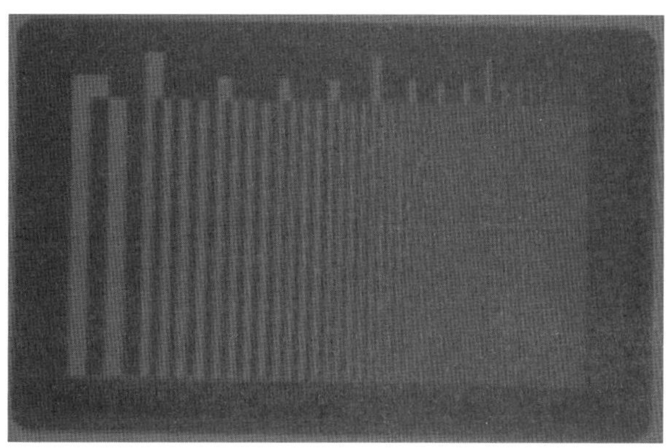

그림 2-2-3. Resolution pattern의 팬텀을 통해 얻은 영상

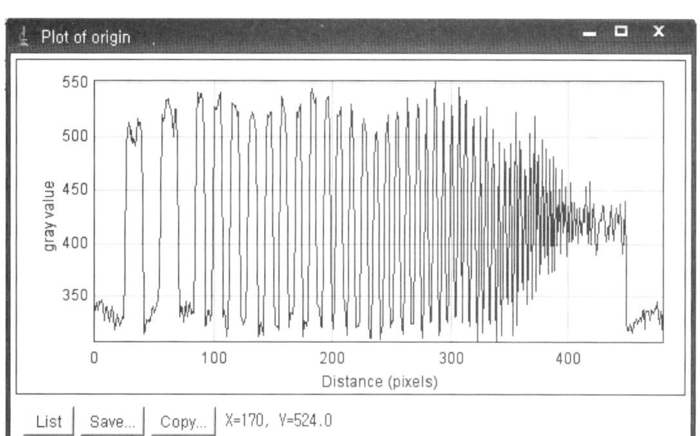

그림 2-2-4. 공간주파수에 따른 농도 파형

(4) 획득된 평균 최대값, 최소값을 이용하여 $D_{max}-D_{min}$를 구한 후 영상대조도를 알아본다.

2) 상대적인 대조도 측정

(1) Plastic disk 촬영

Plastic platform 위에 Plastic Disk를 올려놓고 적절한 촬영조건을 주고 대조도 영상을 획득한다.

(2) 획득된 영상의 plastic disk 영역의 가운데를 지나는 profile를 그린다.

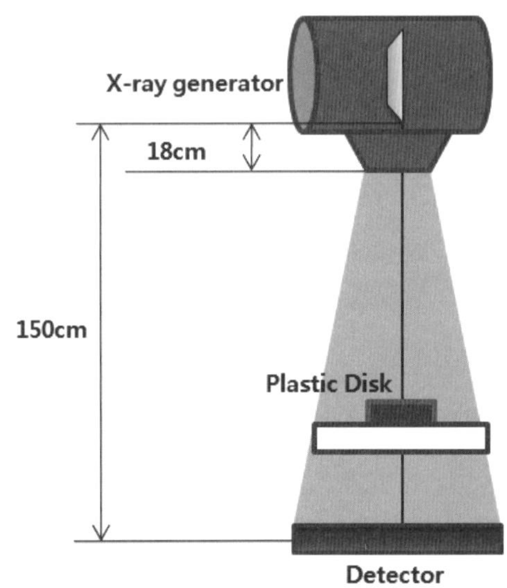

그림 2-2-5. 상대적인 대조도 측정을 위한 모식도

(3) 획득된 profile을 이용하여 다음과 같이 대조도를 측정할 수 있다.

$$contrast = \frac{\Delta D}{D1}$$

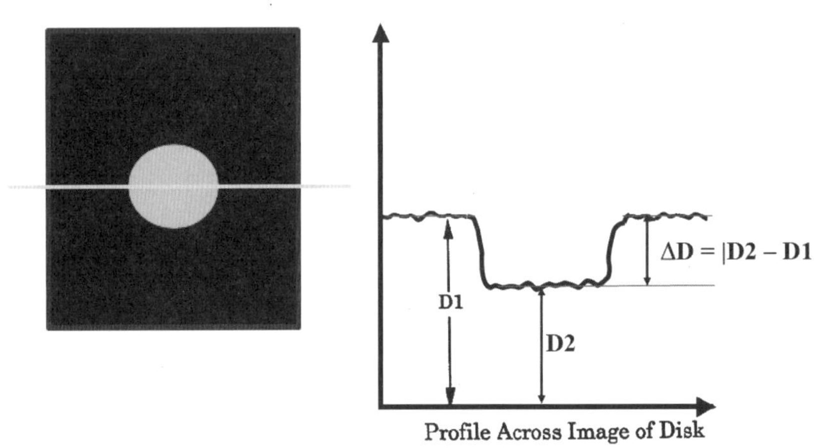

그림 2-2-6. Plastic disk의 profile

V. 실험결과의 예

1) 촬영조건

관전류 : 100mAs, 0.005sec

관전압 : 82kVp

FFD : 155cm

표 2-2-1. 공간주파수에 따른 대조도 변화

Group	공간주파수(lp/mm)	$1/2(D_{max} - D_{min})$	$1/2(D_{max} + D_{min})$	Contrast	Normalize
1	0.25	102.7697	425.2931	0.241644	1
2	0.5	89.9593	420.9438	0.213709	0.884393
3	0.6	83.4659	413.062	0.202066	0.836213
4	0.7	82.89075	411.0272	0.201667	0.834562
5	0.85	76.84575	407.5107	0.188574	0.780376
6	1	76.2924	407.1669	0.187374	0.775411
7	1.2	72.5728	405.8619	0.178812	0.739978
8	1.4	56.52325	391.4425	0.144397	0.597561
9	1.7	46.53501	387.705	0.120027	0.496709
10	2	38.52626	390.5596	0.098644	0.408219
11	2.4	35.99314	379.2285	0.094911	0.392773
12	2.9	25.44126	385.2475	0.066039	0.273289
13	3.5	21.37524	391.7797	0.054559	0.225784

72	71	328,2517			
73	72	317,7181			
74	73	463,5128			
75	74	521,4261	1		
76	75	522,5372			
77	76	519,6256			
78	77	526,5367			
79	78	523,387			
80	79	529,9456			
81	80	463,8738			
82	81	352,1465			
83	82	317,5749			
84	83	323,7068			
85	84	325,1183	322,5234		
86	85	323,6936			
87	86	332,83			
88	87	350,9584			
89	88	487,8488			
90	89	536,977			
91	90	535,1329			
92	91	536,2913			
93	92	525,9755	4224,502	528,0628	205,5394
94	93	537,6951			
95	94	543,5788			
96	95	445,6199			
97	96	343,0225			

그림 2-2-7. 프로파일에서 얻은 농도값의 list를 엑셀파일로 불러옴

Resolution Pattern의 팬텀을 사용

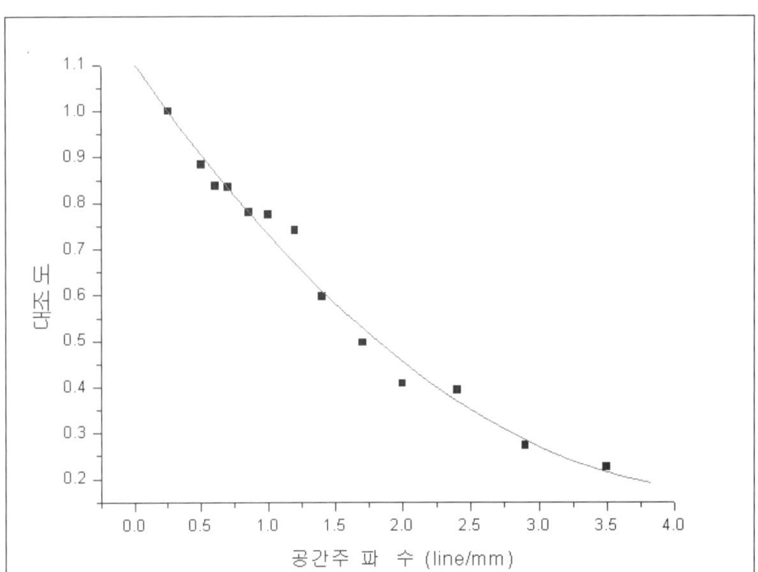

그림 2-2-8. 공간주파수에 따른 영상의 대조도

VI. 참고문헌

1) 참고자료

1. Horst Aichinger(2003), Joachim Dierker, Sigrid Joite-BarfuB et al, Radiation exposure and Image Quality in X-ray Diagnostic Radiology.
2. Sang-Tae Lee(2008), Medical Imaging Informatics, 1.
3. Young-Il Kim(2001), Analog & Digital, PACS.

2) 권장실험

- Contrast ratio 측정
- Modulation 측정

2-3. 선예도

Ⅰ. 실험목적

영상의 선예도란 농도가 다른 두 부분의 경계선을 어느 정도까지 구별할 수 있느냐 하는 능력을 말한다. 본 실험을 통해 불선예도를 측정해 봄으로써 선예도가 영상에 미치는 영향에 대해서 알아보고자 한다.

Ⅱ. 관계이론

1) 선예도

선예도는 농도가 다른 두 부분의 경계선이 흐려져 있는 정도를 말한다. 증감지를 사용하면 빛의 확산에 의한 선예도 저하가 초래된다, 대조도가 증가하면 불선명한 edge가 잘 보이며 저하 시 식별이 어렵다. 선예도에 영향을 미치는 인자 중 증감지 사용 여부가 가장 크다고 할 수 있다.

(1) 불선예도

불선예도는 기하학적, 운동, 흡수 및 증감지 사용에 따른 불선예도로 나눌 수 있다. 기하학적 불선예도의 주원인은 penumbra이며 초점을 작게 해서 줄일 수 있다. 운동에 의한 불선예도를 줄이려면 피사체의 움직임, 장기의 움직임, 엑스선관의 motion, 촬영시간을 축소한다. 흡수에 의한 불선예도는 두꺼운 환자에서 산란선이 많이 나오기 때문에 발생한다. 증감지에 의한 불선예도는 증감지의 빛 확산에 기인한다. 저감도 증감지를 사용하여 선예도를 증가시켜 선예도를 향상시키고, 증감지와 필름을 밀착하여 불선예도를 예방할 수 있다.

⋆ 불선예도의 종류

- 기하학적 불선예도(Ug)
- 운동에 의한 불선예도(Um)
- 흡수에 의한 불선예도 : 피사체에 의한 것(Ua)
- 증감지에 의한 불선예도(Us)
- 시차변위(parallel)에 의한 불선예도(Up) : 전, 후면의 감광유제로 인한 것

$$U_T(\text{종합적인 불선예도}) = \sqrt{U_g^2 + U_m^2 + U_a^2 + U_s^2 + U_p^2} : film \text{ 사용 시}$$

$$U_T(\text{종합적인 불선예도}) = \sqrt{U_g^2 + U_m^2 + U_a^2} : DR \text{ 사용 시}$$

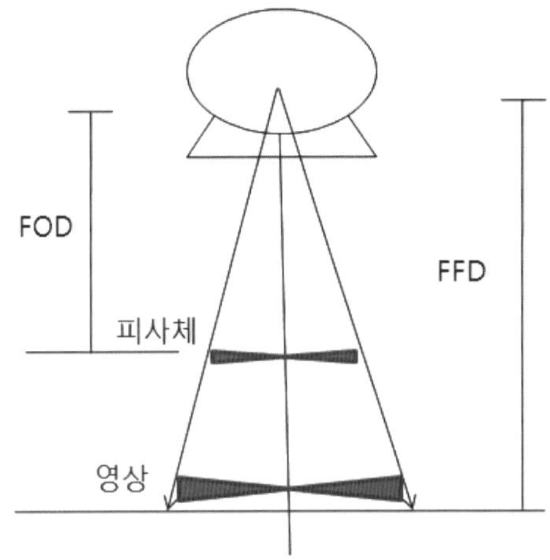

그림 2-3-1. 확대에 의한 기하학적 불선예도

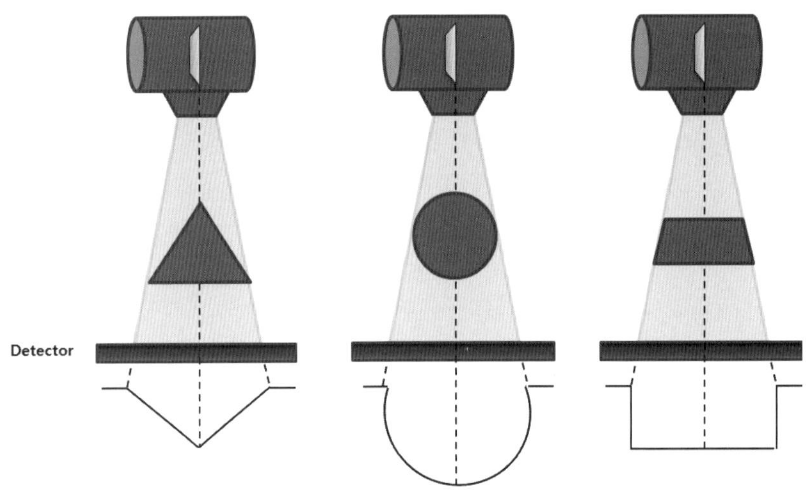

그림 2-3-2. 흡수에 의한 불선예도, 경계선의 흡수 정도에 따른 영상의 profile

① 기하학적 불선예도

기하학적 불선예도는 확대, 왜곡, 반음영에 의해 생긴다. 확대에 의한 기하학적 불선예도를 그림 2-3-1에서 보여주고 있다.

② 운동에 의한 불선예도

피사체의 운동을 선예도를 저하시키는 가장 큰 파괴인자이다. 영상 경계면의 반음영이 넓어지기 때문이다. 심한 운동은 대조도도 저하시킬 수가 있다.

③ 흡수에 의한 불선예도

피사체의 형태에 따라서도 경계선의 불선예도가 나타난다. 또한 같은 형태 형태라도 물질의 흡수정도에 따라 선예도는 달라진다.

Ⅲ. 실험기기 및 재료

1) X-ray generator(DR)
2) 소프트 웨어(ImageJ 또는 Matlab)
3) 줄자(150cm 이상)
4) object

Ⅳ. 실험방법

기하학적 불선예도에 의해 생기는 현상인 확대(magnification)와 영상 왜곡(distortion), 그리고 반음영(penumbra)에 관한 실험을 통해 선예도에 대해서 알아본다.

1) 확대율

확대는 기하학적 불선예도에 기인한다. 그 확대의 정도는 피사체와 디텍터와의 거리가 멀게 될수록, 또는 초점과 피사체와의 거리가 가까울수록 크다.

(1) 디텍터 위에 피사체를 이격시켜 위치시킨다.

① 피사체 크기를 기록한다.
② 위치된 피사체를 기준으로 SDD(source-detector distance), SOD(source-object distance)를 측정하여 기록한다.

(2) 다음 식을 이용하여 확대율을 구한다.

$$M = \frac{\text{영상의 크기}}{\text{피사체의 크기}} = \frac{SDD}{SOD}$$

2) 왜곡

기하학적인 불선예도 중에서 왜곡은 중요한 인자로서, 같은 피사체가 확대율의 차이로서 변형되어 나타나는 현상이다. 피사체가 필름면에 평행이 되면 왜곡은 없으나, 필름과 피사체는 여러 가지 입체적인 형태를 하고 있으므로 엑스선사진에 왜곡이 나타나는 것으로 보는 것이 타당하다.

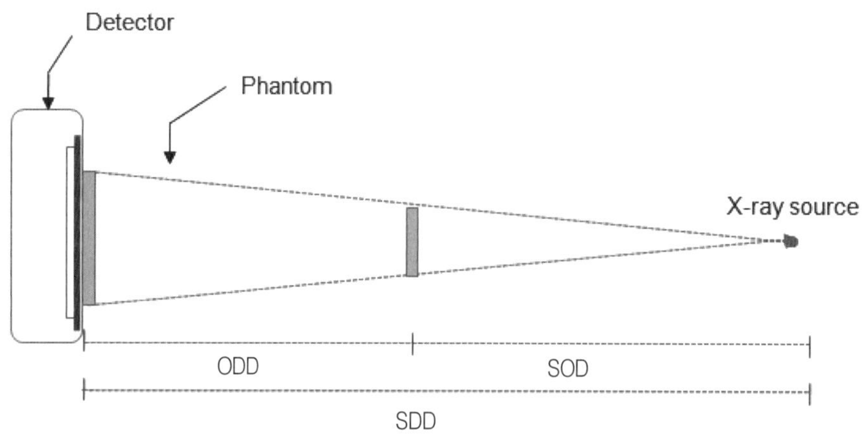

그림 2-3-3. 확대률에 관한 실험 모식도

(1) 검출기 위에 피사체를 그림 2-3-4와 같이 위치시킨 후 촬영한다.

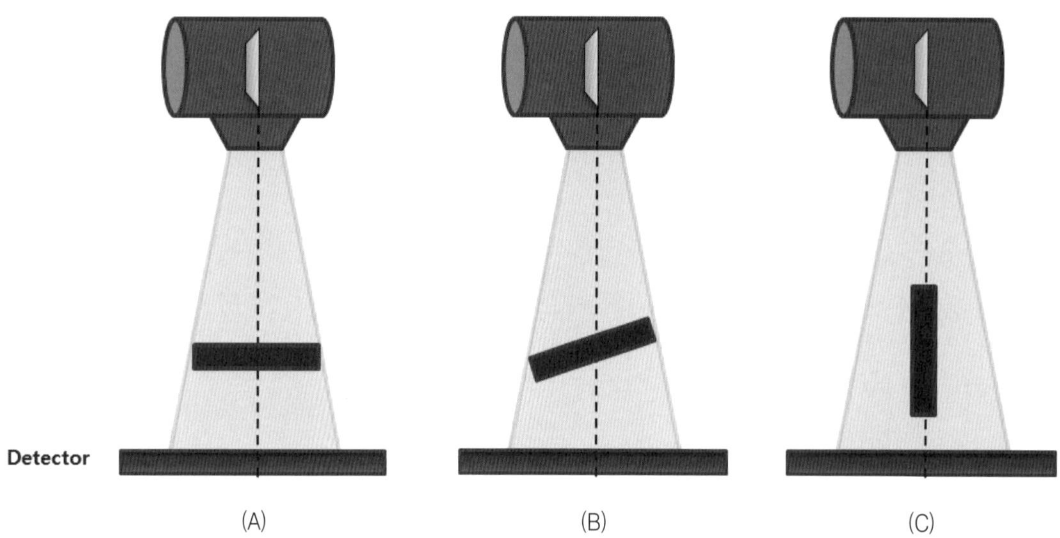

그림 2-3-4. 같은 피사체의 위치 변경 모식도

3) 반음영

엑스선관 초점은 점선원이 아니기 때문에 초점에 의해 피사체의 끝부분의 영상이 흐려지게 된다. 이렇게 흐려진 영역을 반음영이라 한다. 초점을 무한적으로 적게 하는 것은 기하학적으로는 가능하지만 실제 엑스선관 초점의 제작에서는 불가능하며, 초점이 작으면 부하에서도 문제가 발생될 수 있다. 그러나 초점이 작을수록 선예도가 좋기 때문에 미소초점의 회전양극 엑스선관을 사용한다.

(1) 디텍터 위에 피사체를 이격시켜 위치시킨다.

① 피사체 크기를 기록한다.

② 위치된 피사체를 기준으로 SDD(source-detector distance), SOD(source-object distance), ODD(object-detector distance)를 측정하여 기록한다.

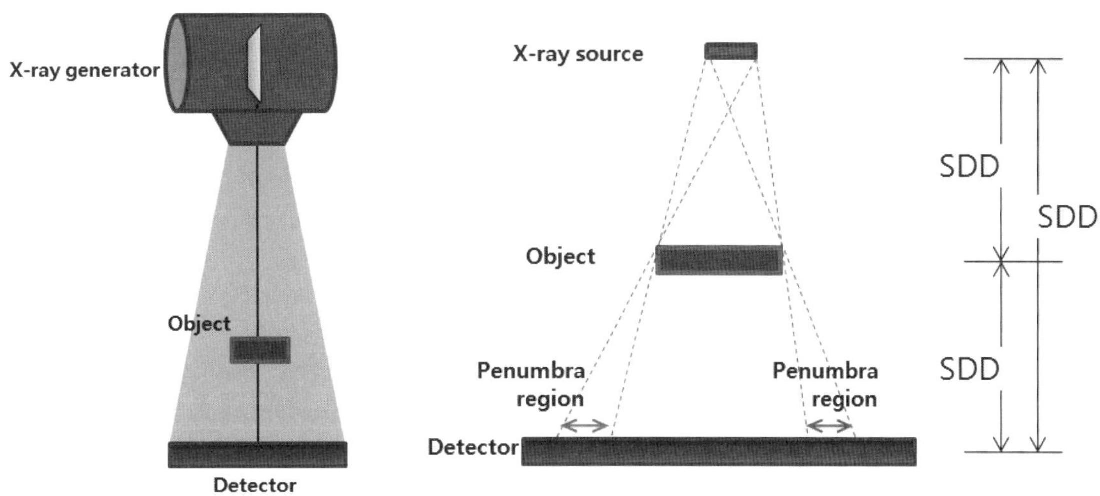

그림 2-3-5. 반음영 형성의 원리

(2) 획득된 영상에서 영상크기를 잰다. 실제 피사체 크기와 영상의 크기를 비교하여 반음영의 크기를 알아본다.

V. 실험결과의 예

1) 확대율

(1) 촬영조건

- SOD=130cm, SDD=180cm
- 디텍터의 pixel size=143μm
- 조사(exposure) 조건 : 70kV, 50mA, 0.4sec

$$M = \frac{\text{영상의 크기}}{\text{피사체의 크기}} = \frac{SDD}{SOD}$$

∴ M= 180cm / 130cm = 1.385이다.

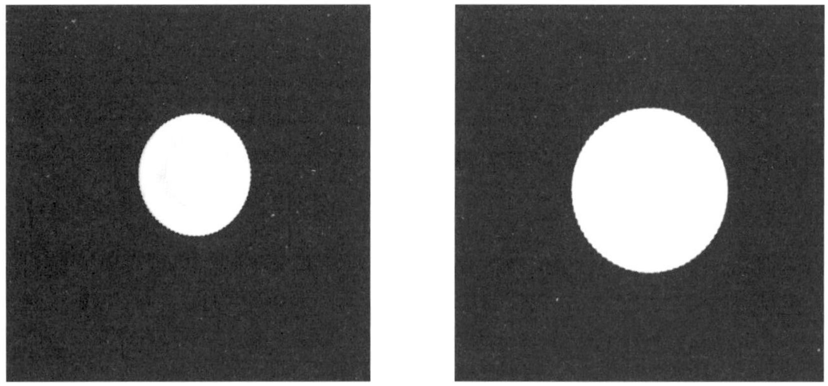

(A) (B)

그림 2-3-6. 디텍터위에 피사체를 놓고 촬영한 영상(A), 이격시킨 후 촬영한 영상(B)

2) 왜곡

(1) 정사각형 모양의 1cm 두께 알루미늄을 이용하여 그림 2-3-7과 같이 위치시켜 촬영한다.

(2) 획득된 영상을 통해 왜곡에 따른 불선예도를 이해한다.

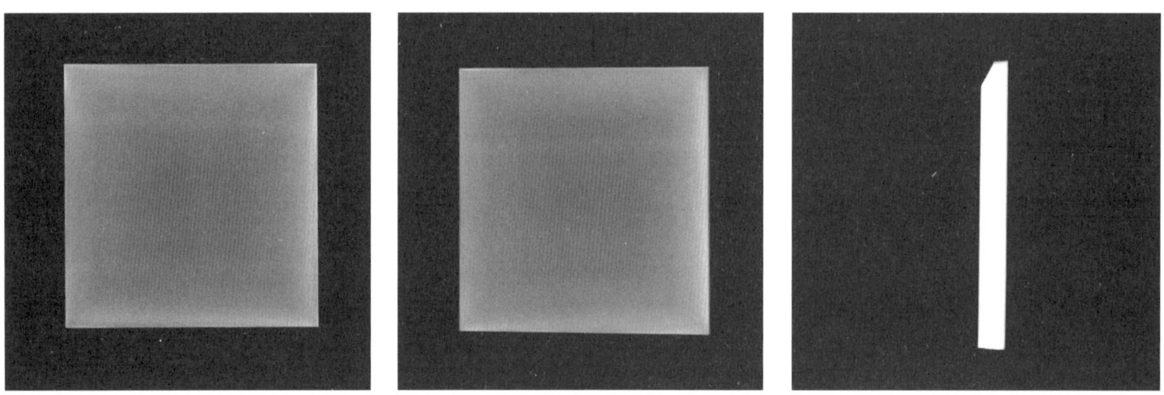

(A) (B) (C)

그림 2-3-7. 디텍터와 평행하게 위치된 알루미늄 영상(A), 한쪽 면을 기울여 촬영된 영상(B), 알루미늄을 세로로 세워서 촬영한 영상(C)

3) 반음영

(1) 촬영조건

- 70kV, 50mA, 0.4sec일 때 초점크기 0.6mm
- SOD=70cm, SDD=180cm

(2) 반음영의 크기를 계산한다.

$$\text{반음영의 크기(P)} = \text{초점크기} \times \frac{OFD(\text{피사체}-\text{필름간의 거리})}{FOD(\text{초점}-\text{피사체간 거리})}$$

$\therefore$ P = 0.6 × 70/110 = 0.382

VI. 참고문헌

1) 참고자료

1. Horst Aichinger(2003), Joachim Dierker, Sigrid Joite-BarfuB et al, Radiation exposure and Image Quality in X-ray Diagnostic Radiology.
2. Sang-Tae Lee(2008), Medical Imaging Informatics, 1.
3. Young-Il Kim(2001), Analog & Digital. PACS.

2) 권장실험

- 초점 크기 측정
- 흡수에 의한 불선예도 측정
- 거리에 따른 반음영 측정 및 비교
- Star phantom을 이용한 왜곡

2-4. 격자 특성평가

Ⅰ. 실험목적

산란선은 영상의 질을 떨어뜨리고 유용한 정보를 제공하지 못한다. 이러한 산란선의 영향을 줄이는 엑스선 격자(grid)를 이용하여 각 격자의 인자에 따른 영향을 살펴본다.

Ⅱ. 관계이론

1) 산란선(scatter radiation)

일차 엑스선이 환자를 투과 또는 흡수된 후 필름에 작용하여 엑스선 영상을 형성한다. 산란선은 영상의 질을 떨어뜨리고 유용한 정보를 제공하지 못하며, 환자를 통과하여 나오는 광자다. 산란선은 필름 포그를 형성하는 모든 원하지 않는 엑스선이며 이차방사선이라고도 한다. 대부분의 이차방사선은 compton산란에 의해 생성된다. 일반적으로 원하지 않는 모든 방사선을 산란선이라고 한다(그림 2-4-1 (A), (B)).

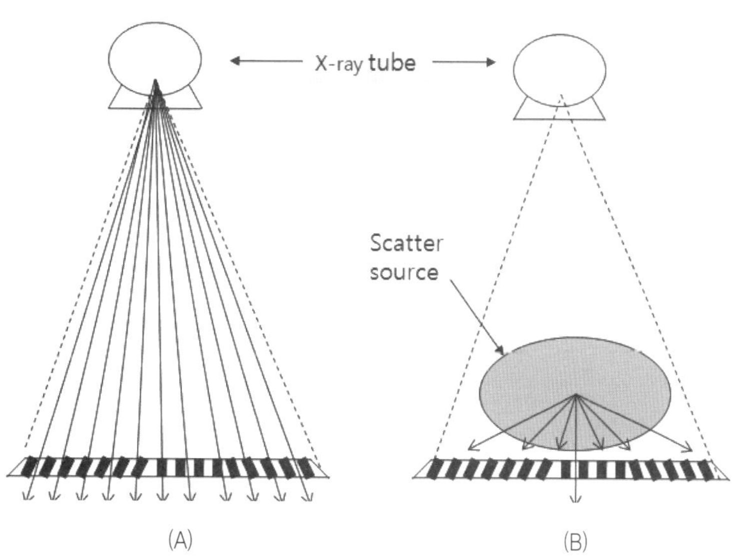

그림 2-4-1. (A) Primary penetration, (B) Scatter penetration

2) 격자(grid)

(1) 기하학적 특성

격자는 환자와 필름 카세트 사이에 위치시켜 필름 카세트에 도달하는 산란선의 양을 감소시키는 역할을 하는 기구이다.

① 격자비(grid ratio)

- 연박의 높이 h와 중간물질의 두께 D의 비로 나타낸다. R=h/D(그림 2-4-2)
- 격자비가 높으면 산란선 제거율이 커지는 반면 격자에서의 1차선 엑스선 흡수가 많아져 촬영조건이 증가하게 된다.

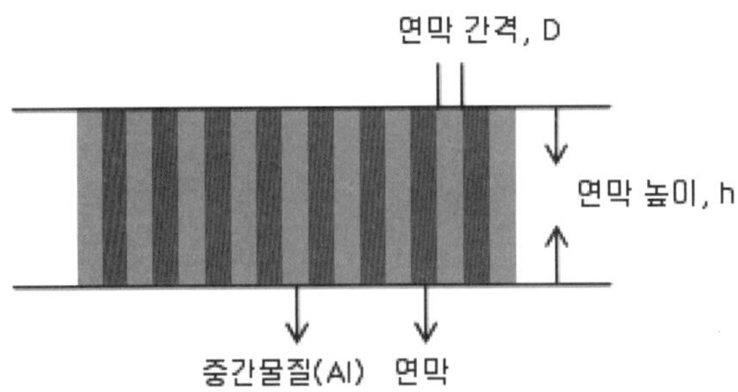

그림 2-4-2. 격자의 구조와 격자비

② 격자밀도(grid density) : N

- 격자의 중심부에서 단위 1cm당 또는 1 inch당 연박편의 수를 말한다.
- 납 함유량을 줄이면서 격자에서의 산란선 제거 효과를 동일하게 하는 것이다.
- N=1/(d+D)

③ 격자의 집속거리(focal distance) : f_0

- 집속격자의 박면의 연장이 집속되는 선에서 격자의 입사면까지의 거리를 말하며, 평행형 격자에서는 집속거리는 무한대이다. 지정된 집속거리에 대응하는 집속선 위에 엑스선관 초점을 두고 격자를 조사할 때 격자 중심부에서 일차 엑스선 투과율에 대한 주변부의 일차 엑스선 투과율의 백분율은 90~110% 범위 내에 있는 것이어야 함.

④ 균일성

- 격자의 기본 성능이 우수하여도 결과적으로 격자의 구성 성분상 농도가 불균일하게 나타날 수가 있다. 그러므로 격자 전체적으로 얼마나 균일한 농도를 형성하느냐는 매우 중요한 문제가 된다.

(2) 물리적 특성

- 격자의 유무에 따라 1차선의 강도 I_p, I_p', 전체 엑스선의 강도 I_t, I_t' 및 산란 엑스선의 강도 I_s, I_s'로 하면 격자의 물리적 특성은 다음과 같다.

① 1차 엑스선 투과율 : Tp

- 측정된 엑스선강도 I_p와 이것에서 격자를 제거 시키고 측정한 엑스선 강도 I_p'의 비로 나타낸다.

  Tp=I_p / I_p'

- Tp가 클수록 좋은 격자라 할 수 있다.

② 전체 엑스선 투과율 : T_t

- 측정된 엑스선 강도 I_t와 이것에서 격자 없이 측정한 엑스선 강도 I_t'로 나타낸다. 단, 이 경우에는 팬텀위의 1차선 차폐용 납판을 없앤 후 측정한다.

  $T_t = I_t / I_t'$

- 조사선량과 관련된 값이며, 이 값이 적으면 더 많은 선량이 필요하다.

③ 산란선 투과율 : T_s

- 격자가 있을 때의 x선 강도 I_s와 없을 때인 I_s'의 비로 나타낸다.

  $T_s = I_s / I_s'$

- T_s가 적을수록 좋은 격자라 할 수 있다.

④ 선택도 : Σ

- 1차 엑스선 투과율(Tp)과 산란선 투과율(T_s)의 비로 나타낸다.

  Σ=1차 엑스선 투과율(Tp)/산란선 투과율(T_s)이며,

- 선택도가 크다는 것은 1차선 투과율이 많고 산란선 투과율이 적다는 의미이다. 그러므로 Σ가 클수록 좋은 격자라 할 수 있다.

⑤ 노출배수 : B

- 전체 엑스선 투과율 T_t의 역수를 말한다.

허용차를 표시 값의 ±5%이다. B=I_t' / I_t=1/I_t로 나타내며 B값이 적을수록 좋은 격자라 할 수 있다.

⑥ 대조도 개선도(Cif)

- 1차 엑스선 투과율(Tp)와 전체 엑스선 투과율(T_t)의 비로 나타낸다.

  허용차는 표시 값의 ±5%이다.

- 대조도 개선도(Cif)=(Tp)/(T_t)이며, 일반적으로 이 값이 클수록 좋은 격자가 된다.

⑦ Improvement of the signal to noise ratio

- 격자를 사용함으로써 SNR이 얼마나 개선되는가를 나타낸다.
- T$\sqrt{B}$

Ⅲ. 실험기기 및 재료

1) X-ray generator(DR)
2) Grid(grid ratio, strip density가 다른 grid 세 개)
   - grid ratio 6 : 1, 8 : 1, 10 : 1
   - strip density 103, 130, 150
3) 줄자(150cm 이상)
4) 물 팬텀
5) Ion chamber

Ⅳ. 실험방법

(1) 70kVp, 100kVp 두 조건에서 X-ray source와 grid의 거리는 110cm으로 한다.
(2) Grid는 grid ratio와 strip density가 다른 세 개를 사용한다.
(3) 실험 시에 산란선을 발생시키기 위해서 물 팬텀을 사용한다(그림 2-4-3).
  ① 그림 2-4-3의 (A)와 같이 Ip, Ip'값을 구하기 위해서는 narrow beam geometry를 이용하며, 물 팬텀을 위쪽에 놓고 실험한다.
  ② 그림 2-4-3의 (B)와 같이 It, It'값을 구하기 위해서는 wide beam geometry를 이용하며, 물 팬텀을 아래쪽에 놓고 실험을 하도록 한다.

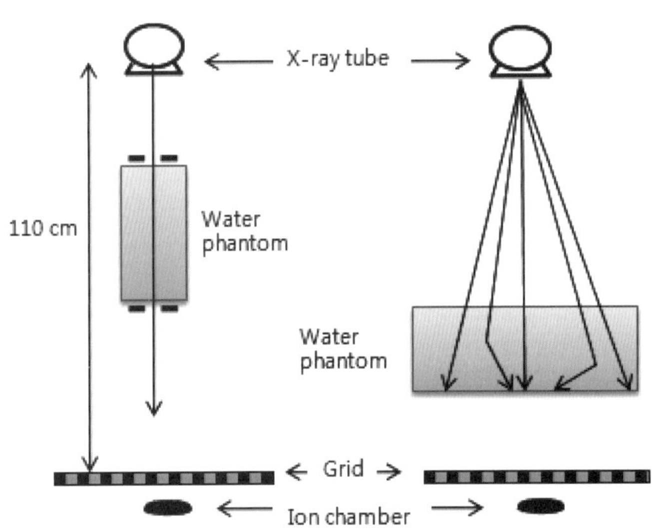

그림 2-4-3. (A) Narrow beam geometry, (B) Wide beam geometry

Narrow beam geometry를 이용함으로써 산란선이 들어오지 않는 순수한 primary beam만을 획득할 수 있으며, wide beam geometry를 사용함으로써 산란선이 포함된 total radiation을 획득할 수 있다.

(4) Ion chamber를 두고 엑스선을 조사한다.

(5) 조건에 따른 기하학적, 물리적인 격자의 인자를 구한다.

Ⅴ. 실험결과의 예

표 2-4-1. 관전압, grid ratio, strip density에 따른 그리드의 각 인자

관전압	StripDensity (lines/inch)	Grid ratio	Tt(%)	TP(%)	TS(%)	Selectivity	Cif	B	SNRif
	200	6	52.47	74.20	40.13	1.85	1.41	1.91	1.02
70kVp	200	8	46.85	70.77	33.26	2.13	1.51	2.13	1.03
	200	10	41.90	69.18	26.41	2.62	1.65	2.39	1.07
	103	5	48.09	74.36	33.40	2.23	1.55	2.08	1.07
70 kVp	130	5	46.72	71.76	32.71	2.19	1.54	2.14	1.05
	150	5	44.63	68.33	31.37	2.18	1.53	2.24	1.02
	200	6	59.26	75.32	50.06	1.50	1.27	1.69	0.98
100 kVp	200	8	51.37	71.03	40.10	1.77	1.38	1.95	0.99
	200	10	49.28	68.71	38.15	1.80	1.39	2.03	0.98
	103	5	55.27	74.59	43.22	1.73	1.35	1.81	1.00
100 kVp	130	5	53.36	72.30	41.54	1.74	1.35	1.87	0.99
	150	5	52.63	67.13	43.59	1.54	1.28	1.90	0.93

Ⅵ. 참고문헌

1) 참고자료

1. Horst Aichinger(2003), Joachim Dierker, Sigrid Joite-BarfuB et al, Radiation exposure and Image Quality in X-ray Diagnostic Radiology, 45~56.

2. 김희중 외 28명(2008), Medical Imaging Informatics, 1 : 135~139.

2) 권장실험

- Beam stop 기법을 이용한 산란선의 측정

제3장
의료영상의 평가실험

실험항목

3-1. RMS에 의한 입상성 실험
3-2. MTF에 의한 해상도 실험
3-3. NPS 특성 실험
3-4. DQE에 의한 화질 실험
3-5. ROC에 의한 영상평가 실험

3-1. RMS에 의한 입상성 실험

Ⅰ. 실험목적

RMS의 기본원리와 입상성을 이해하고 다양한 RMS에 의한 실험방법과 결과에 따른 입상성을 평가한다.

Ⅱ. 관계이론

1) RMS(root mean square)

RMS는 품질관리, 통계학으로 편차의 크기를 표현하는데 사용하는 표준편차와 같은 것이다. 표준편차(σ)가 갖는 의미는 발생하는 사물의 평균에 대해서 ±σ의 범위에서 전체 68.27%를 차지하는 값을 의미하고 있다. 즉 얻어진 농도 데이터에서 표준편차를 계산하여 입상성의 대소를 수치화시켜 나타낼 수 있다. 입상이란 이러한 농도변화를 눈으로 인식하는 것이고 입상성이 좋아지는 만큼 농도 변화가 작게 된다. 이러한 방법에 의한 RMS값은 심리적 입상성의 결과에도 관계된다고 확인되었다.

2) RMS 계산

측정한 영상의 데이터를 다음과 같이 샘플링해서 RMS를 계산한다.

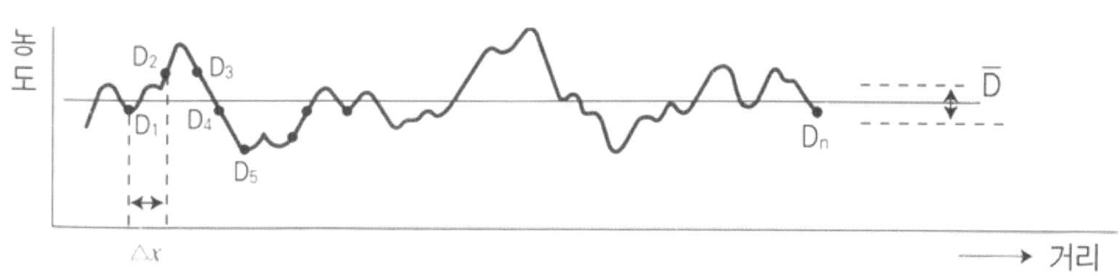

그림 3-1-1. 엑스선 사진의 입상성

(1) 농도의 측정치 $D_1 D_2 D_3 \cdots D_n$(샘플링 간격 : Δx)

(2) 샘플링 수 : n 개

(3) 평균치 D = $\dfrac{D_1 + D_2 + D_3 \cdots + D_n}{n} = \dfrac{\sum_{i=1}^{n} D_i}{n}$

(4) 분산 $S^2 = \dfrac{(D_1 - D)^2 + (D_2 - D)^2}{n} = \dfrac{\sum_{i=1}^{n} (D_1 - \overline{D})^2}{n}$

(5) $\mathrm{S}(\sigma) = \sqrt{\mathrm{S}^2} = \sqrt{\dfrac{\sum_{i=1}^{n} (\mathrm{D}_1 - \overline{\mathrm{D}})^2}{(\mathrm{n})}}$

Ⅲ. 실험기기 및 재료

1) X-ray generator(Film/증감지, CR, DR)
2) Microdensitometer
3) 자동현상기
4) 알루미늄 필터(21mm 이상)
5) 기타(소프트웨어 : Excel, ImageJ)

Ⅳ. 실험방법

1) 필름/증감지에서의 RMS 측정

(1) 실험방법으로 크게 3가지로 나눌 수 있다.

① 농도 변화에 따른 RMS를 비교한다.

② Aperture size에 따른 RMS 값을 비교한다.

③ 둘 이상의 시스템 RMS를 비교하기 위해서 측정시료는 농도를 같게 하여 시료를 작성한다.

(2) 실험순서는 다음과 같다.

① 촬영거리를 150cm로 하고 collimator의 앞에 18mm Al의 필터를 부착시킨다(그림 3-1-2).

② 필름/증감지에 농도 0.5, 1.0, 1.5, 2.0을 낼 수 있는 촬영조건을 찾아 촬영한다.

③ 현상 후 microdensitometer로 농도를 측정하고 스캔한 그래프에서 농도를 읽어낸다.

④ RMS 입상성의 측정표에 기록하고 결과를 산출한다.

⑤ 농도 변화에 따른 RMS를 그래프에 그린다.

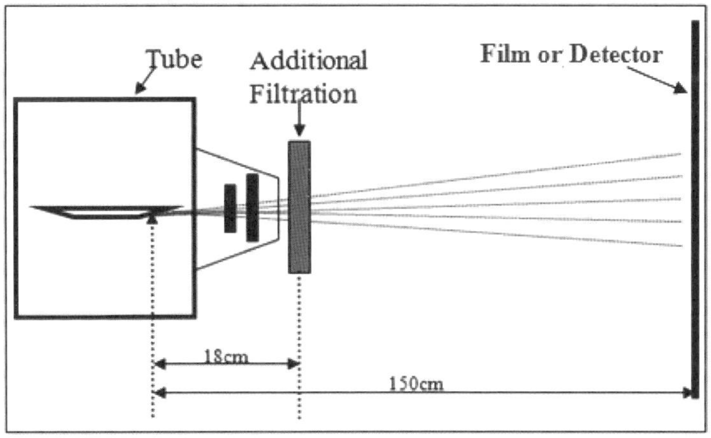

그림 3-1-2. RMS 측정을 위한 모식도

2) 디지털시스템(CR, DR)에서의 RMS 측정

(1) 실험방법 및 실험순서

① 디지털시스템에서의 실험방법을 분류하면 농도변화, aperture size, 서로 다른 시스템(CR, DR)에서의 RMS를 비교할 수 있다. 실험순서는 필름/증감지에서의 RMS 측정과 동일하다. (단, 시스템이 필름에서 digital 형태로 바뀌면서 입력신호에 대한 성곡선의 변화와 필름에서 사용했던 microdensitometer를 대신하여 소프트웨어(ImageJ) 사용으로 간단하게 측정 가능함)

② 획득된 영상의 중심부 100x100 화소 영역을 관심역역으로 설정하고 평균한다.

③ 조사선량에 대한 획득된 영상 내 화소 값 평균을 이용하여 선형성 그래프를 확인 한다.

④ 획득된 영상의 샘플링 수와 화소 값의 평균값을 이용하여 RMS를 산출한다.

⑤ 농도변화, aperture size, 서로 다른 시스템(CR, DR)에서의 RMS를 비교할 수 있다.

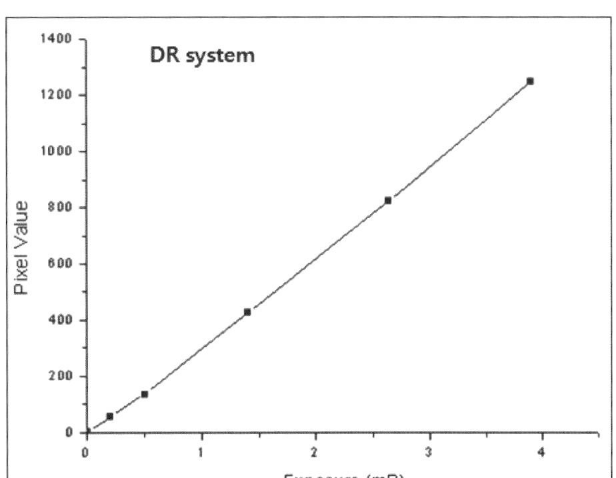

그림 3-1-3. 디지털 방사선 시스템의 선형성 측정 곡선

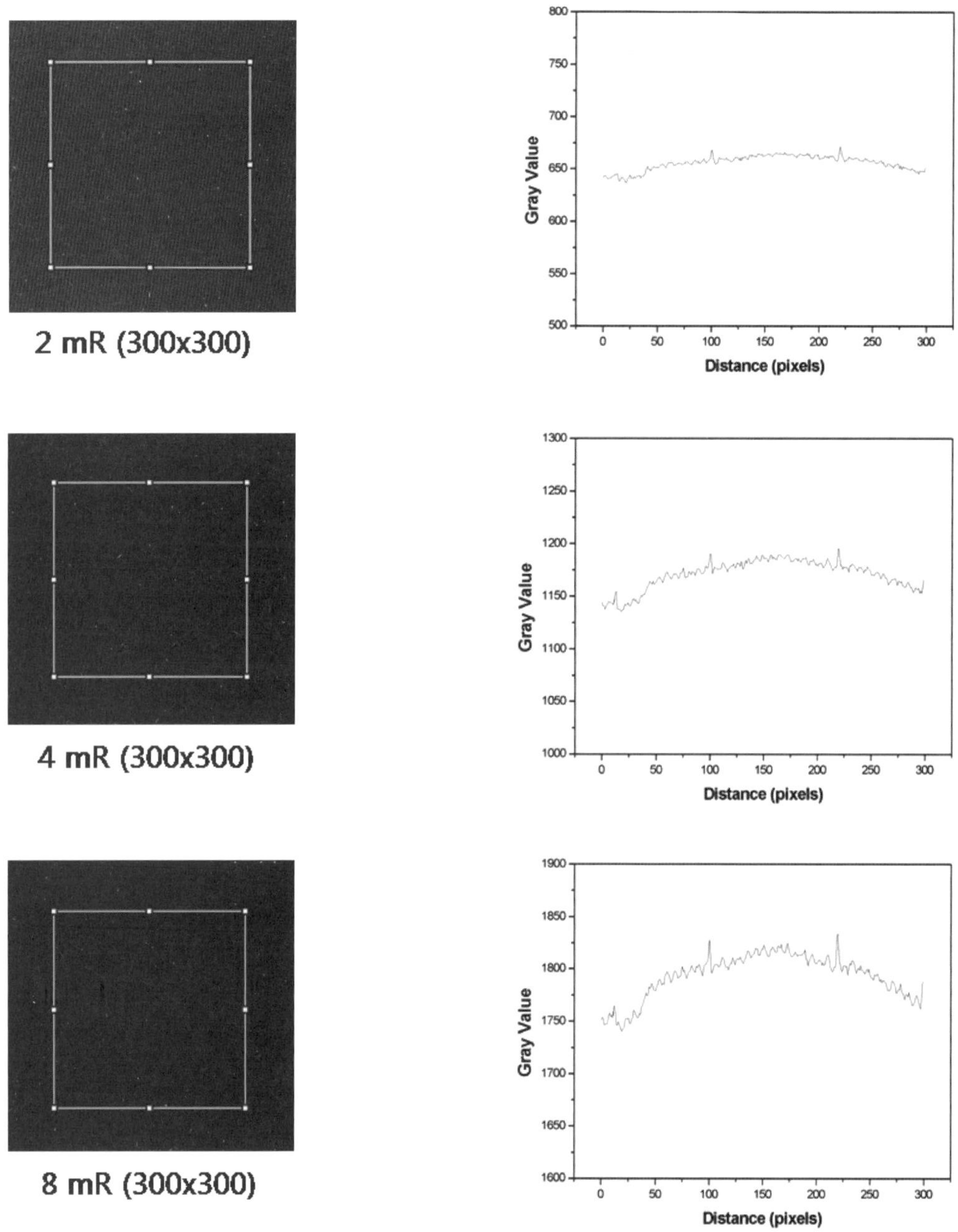

그림 3-1-4. 선량 변화 영상과 거리에 따른 농도

V. 실험결과의 예

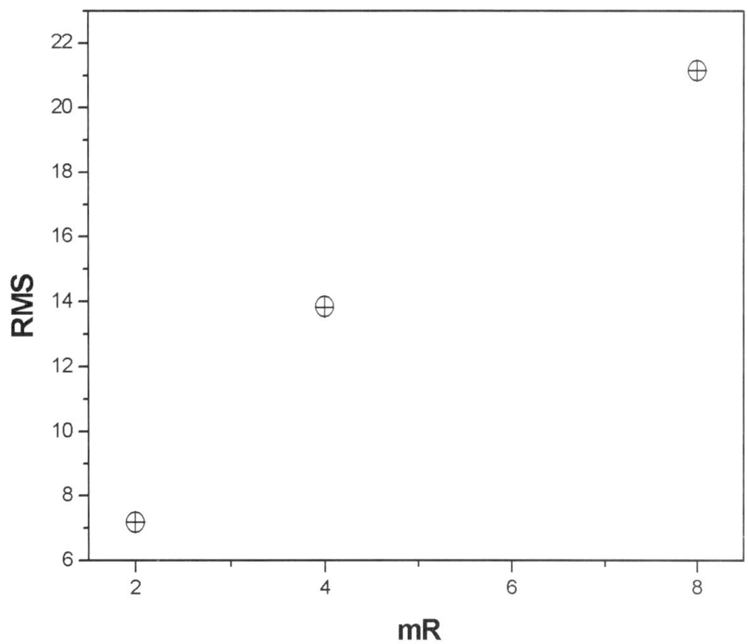

그림 3-1-5. 디지털 시스템 선량 변화에 따른 RMS 예

VI. 참고문헌

1) 참고자료

1. 조효민(2008), "간접방식 이동형 디지털 방사선 시스템과 직접방식 디지털 방사선 시스템의 영상특성평가", 학위논문.

2) 권장실험

- 장비 제조 회사별 RMS 비교
- Modality(Film, CR, DR, Mammography, CT) 별 RMS 비교
- 매트릭스 크기별 RMS 비교 등

3-2. MTF에 의한 해상도 실험

Ⅰ. 실험목적

MTF의 원리와 정의를 이해하고 다양한 방법으로 MTF를 측정하여 MTF 곡선에서 각 공간주파수 변화에 따른 선예도와 해상력을 평가한다.

Ⅱ. 관계이론

1) MTF

MTF(modulation transfer function, 변조전달함수)란 영상시스템의 주파수 응답을 나타내며 modality (Film, CR, DR system)의 image quality 평가의 중요한 요소 중의 하나이다. MTF는 영상의 선예도 (Sharpness)를 평가하는데 많이 사용하며, PSF, LSF, ESF의 Fourier transform으로 얻을 수 있다. MTF 곡선상에서 10% 응답 부분에 해당하는 공간주파수는 영상시스템의 정량적인 분해능을 나타내며, 그 고주파 성분의 값이 많을수록 선예도가 우수 하다고 말한다.

2) 분해능

분해능이란 식별한계를 표시하는 용어이다. 목적에 따라서 공간분해능, 농도분해능, 밀도분해능, 시간분해능, 거리분해능, 방위분해능 등의 용어를 쓰고 있다.

공간분해능이란 공간적으로 분해되는 식별한계를 표시하는 것으로 공간분해능이 높다는 것은 적은 치수까지 식별되는 것을 의미하며, 엑스선 CT에서는 고 대조도(contrast) 분해능이 이에 해당된다. 밀도분해능은 엑스선 CT에서의 저 대조도 분해능에 해당한다. 또한 시간분해능은 단위시간당 표시하는 영상수(프레임 rate)를 표시한다. 농도분해능은 증감지-필름계에서는 사진농도의 적은 차, digital 엑스선 영상에서는 pixel값의 적은 차를 영상으로 표현할 때의 식별한계를 표시하는 용어이다. DSA의 경우 일정한 혈관의 크기에 대하여 어느 정도의 조영제 농도를 식별할 수 있는 가를 표시한다. 또 초음파에서는 거리나 방위에 관계한 분해능을 각각 거리분해능, 방위분해능이라 한다. 이와 같이 분해능이라는 용어는 많은 의미를 나타내므로 이에 대한 이해가 필요하다.

3) Line spread function 합성방법

Slit을 주사 방향에 대하여 수직 또는 수평방향으로 약간의 각도를 주어 여러 가지 얼라인먼트의 LSF를 얻는다. Slit 영상의 샘플링 수를 증가하고 aliasing를 방지하기 위해 slit image에 각도를 주게 된다. 그림 3-2-1에서는 A, B, C, D의 4개의 얼라인먼트를 나타내고 있으며 이들 4개의 다른 얼라이먼트의 LSF이 얻어진다. 그림 3-2-1에서는 각 LSF은 샘플링 간격이 ⊿x의 5개의 디지털 값으로 구성되어 있다. 한편 이 영역에는 쉬프티드(또는 센터) 얼라이먼트로부터 쉬프티드(또는 센터) 얼라이먼트 사이에 4개의 픽셀이 존재하기 때문에 합계 20개의 데이터를 ⊿x/4의 샘플링 간격으로 합성하면 샘플링 간격이 작은 합성 LSF이 얻어진다.

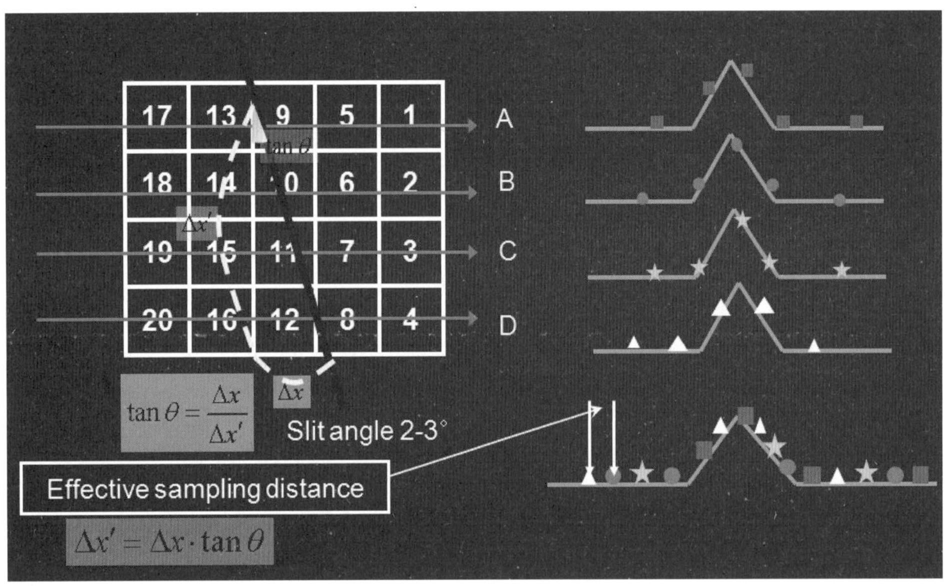

그림 3-2-1. Line spread function 합성 방법

Ⅲ. 실험기기 및 재료

1) X-ray generator(CR, DR)
2) Pinhole camera, slit camera, edge phantom, 구형파 chart
3) 줄자(150cm 이상)
4) 알루미늄 필터(21mm 이상)
5) 기타(소프트웨어 : SRS 78, ImageJ, Matlab)

Ⅳ. 실험방법

1) IEC 표준규약에 맞는 측정조건

MTF는 입사된 방사선의 radiation quality에 의존하기 때문에 MTF 측정을 위한 radiation quality는 실제 임상에서 사용되는 대부분의 경우를 커버할 수 있는 범위로 명시되어 있는 국제적인 표준을 사용해야 한다. 표 3-2-1은 MTF 측정을 위한 radiation quality를 나타낸다. 대표적인 radiation quality를 사용한다면 RQA 5를 추천한다. 즉, RQA 5에 명시된 7.1mm Al의 HVL을 갖는 keV를 찾는다.

표 3-2-1. MTF 측정을 위한 radiation quality와 파라미터

Radiation quality No.	Approximate X-ray tube voltage(IEC 61267)	Half-Value Layer(HVL) mm Al	Additional filteration mm Al
RQA3	50	4.0	10.0
RQA5	70	7.1	21.0
RQA7	90	9.1	30.0
RQA9	120	11.5	40.0

2) PSF(point spread function)를 이용한 MTF 측정

(1) Pinhole camera를 이용한 image 획득

① MTF 측정을 위하여 IEC 61267을 참고하여 적절한 엑스선 스펙트럼을 선택해야 한다. IEC 표준규약에 맞는 촬영 조건을 setup 후 collimator 앞에 21mm Al의 필터를 부착시키고 그림 3-2-2의 Detector 앞 "A" 위치에 pinhole Camera를 부착시킨다.

② 그림 3-2-2는 MTF 측정을 위한 모식도를 보여준다.

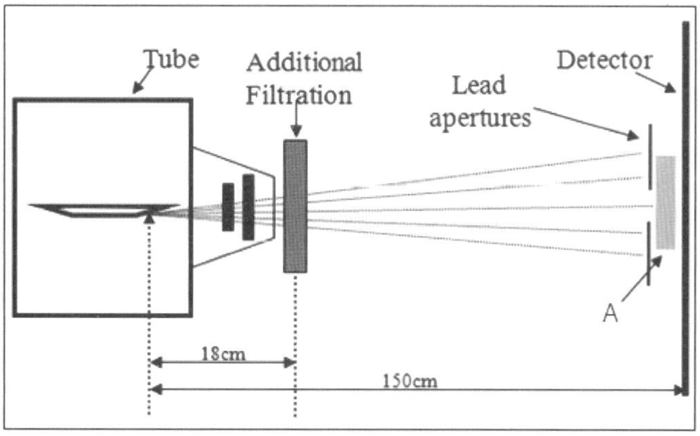

그림 3-2-2. MTF 측정을 위한 모식도

③ Pinhole image 획득시 격자는 사용되지 않는다. 격자를 이용하면 저주파수 영역에서 노이즈가 잠정적으로 증가하게 된다.

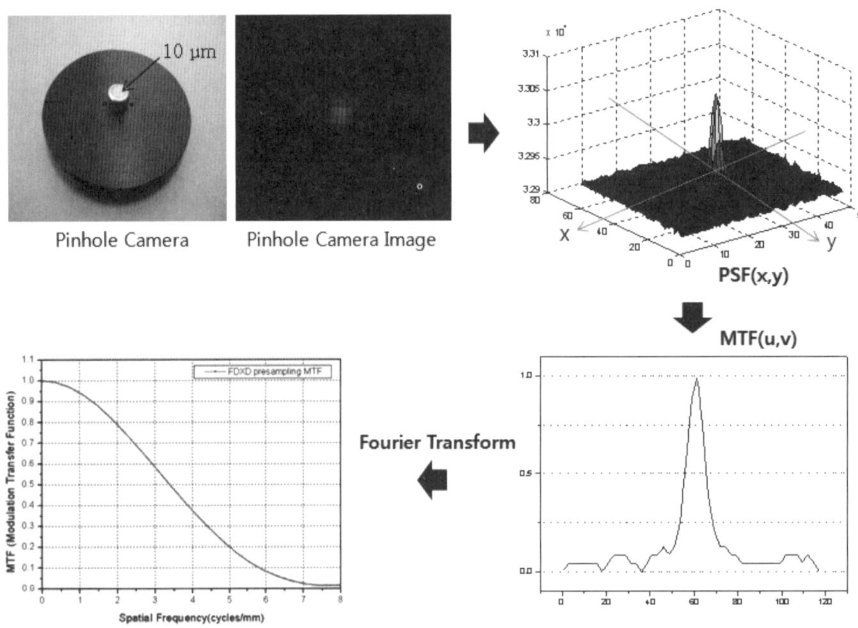

그림 3-2-3. PSF를 이용한 MTF 측정순서

(2) 일차원 MTF 계산

① 획득된 영상에 적당한 ROI(region of interest)를 설정하여 pinhole image를 획득

② Pinhole camera의 영상 중 하나의 column을 선택하기 위해 입체영상으로 확인하고 선택된 한 column의 프로파일을 얻어 PSF를 획득한다.

③ Fourier transform

획득된 PSF를 Fourier transform 하면 MTF를 얻을 수 있다. PSF를 이용한 MTF 측정은 다음과 같이 표현한다.

$$MTF(u,v) = |\Im[psf(x,y)]| = \left| \iint_{-\infty}^{+\infty} psf(x,y) e^{-2\pi i(ux+vy)} dxdy \right| \quad \cdots\cdots (1)$$

3) LSF(line spread function) 방법

(1) Slit camera를 이용한 image 획득 및 MTF 계산

① MTF 측정을 위하여 IEC 61267을 참고하여 적절한 엑스선 스펙트럼을 선택해야 한다. IEC 표준 규약에 맞는 촬영 조건을 setup 후 collimator의 앞에 18mm Al의 필터를 부착시키고 그림 3-2-2의 detector 앞 "A" 위치에 slit camera를 부착시킨다.

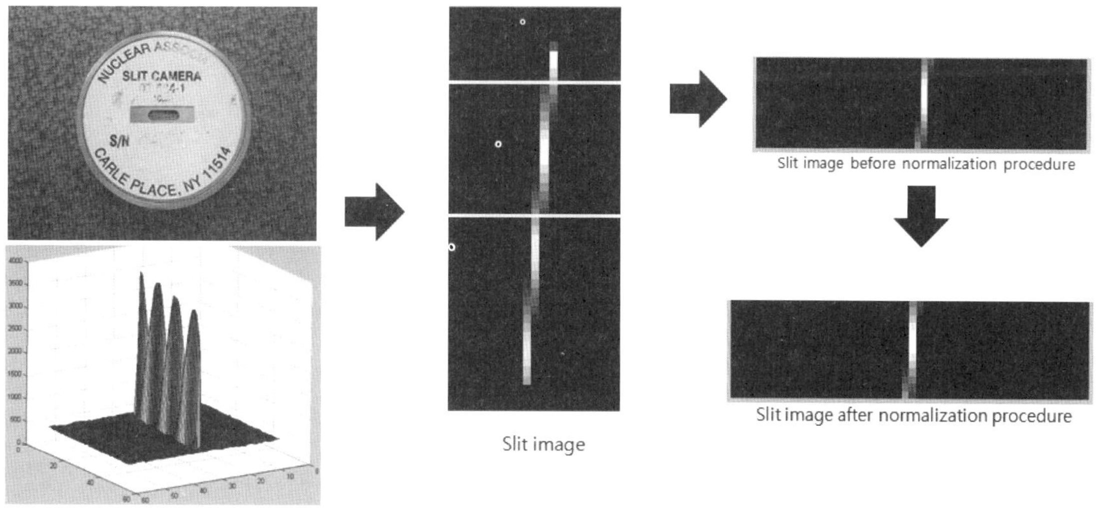

그림 3-2-4. Slit camera를 이용한 image 획득 및 normalization

② 그림 3-2-4는 MTF 측정을 위한 image 획득 및 normalization 모식도를 보여준다.

③ Pinhole image 획득 시 격자는 사용되지 않는다. 격자를 이용하면 저주파수 영역에서 노이즈가 잠정적으로 증가하게 된다.

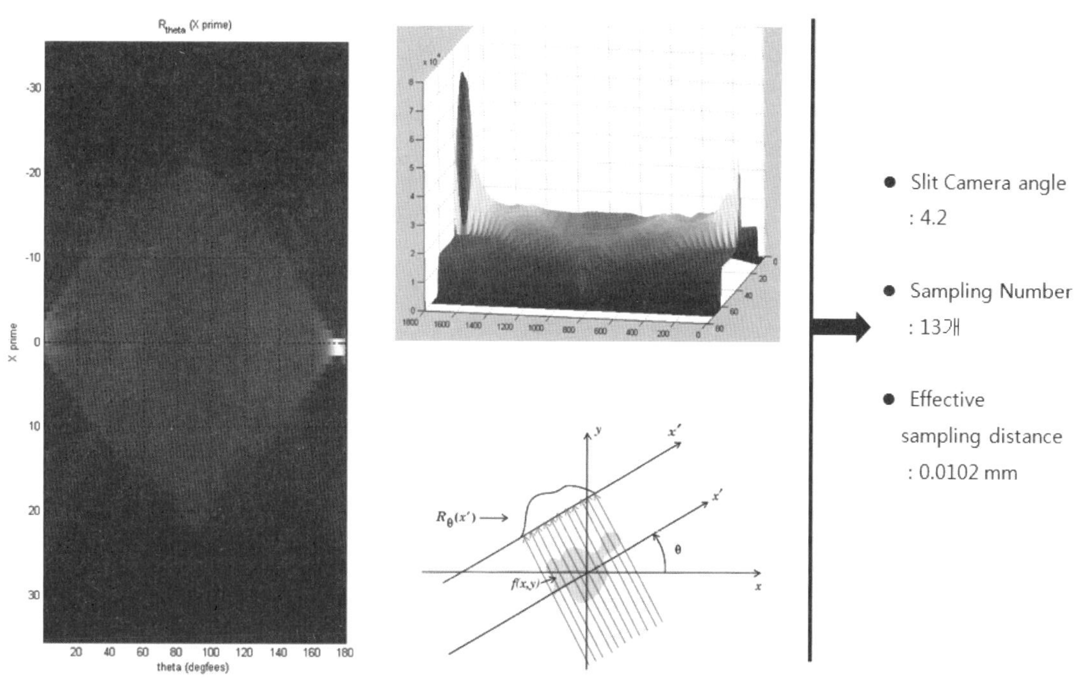

그림 3-2-5. Radon transform을 사용한 slit 각도를 구하는 예

④ Slit 영상의 샘플링 수를 증가시키고 aliasing을 방지하기 위해 slit camera를 1~3도 정도 기울여 촬영하게 되며, radon transform 함수를 이용해 Slit 각도를 구한다.

⑤ 아래 식에 의한 Fourier transform을 적용한다.

$$MTF(u,v) = |\Im[psf(x)]| = \left| \int_{-\infty}^{+\infty} lsf(x) e^{-2\pi iux} dx \right| \quad \cdots\cdots (2)$$

4) ESF(Edge Spread Function) 방법

(1) Edge Phantom을 이용한 image 획득

① MTF 측정을 위하여 IEC 61267을 참고하여 적절한 엑스선 스펙트럼을 선택해야 한다. IEC 표준 규약에 맞는 촬영 조건을 setup 후 collimator의 앞에 18mm Al의 필터를 부착시키고 그림 3-2-2의 detector 앞 "A" 위치에 Edge Phantom을 부착 시킨다.

② Edge image 획득 시 격자는 사용되지 않는다. 격자를 이용하면 저주파수 영역에서 노이즈가 잠정적으로 증가하게 된다.

(2) 일차원 MTF 계산

① 획득한 edge spread function 영상을 확인한다.

② Radon transform 함수를 이용한 edge 각도를 구한다.

③ Edge spread function를 미분하여 LSF로 만든다.

④ 식(2)에 의한 Fourier transform을 적용한다.

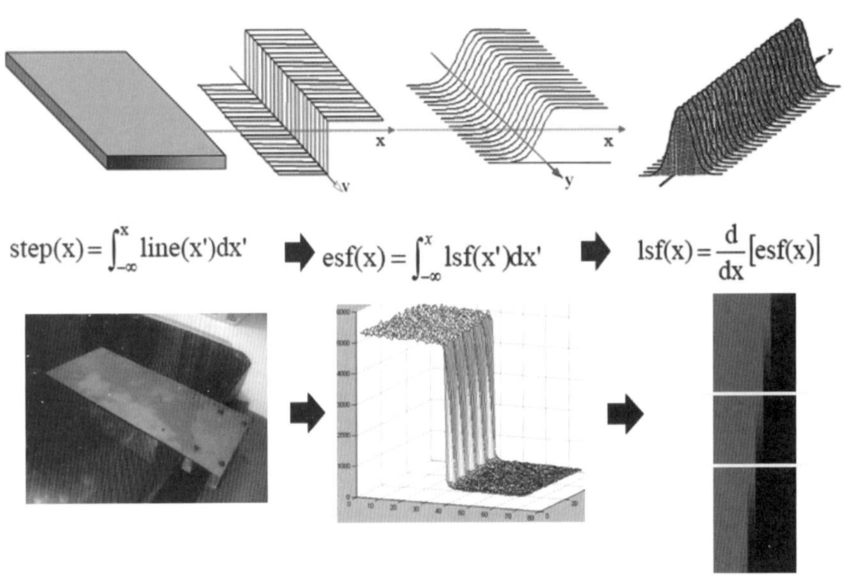

그림 3-2-6. ESF를 이용한 MTF 측정순서

5) Chart 방법

Chart 방법은 coltman formula법으로 구형파 차트를 이용하여 공간주파수별의 출력 대조도를 공간주파수 0 LP/mm 상당의 출력 대조도로 나누어 구형파 MTF를 구한다.

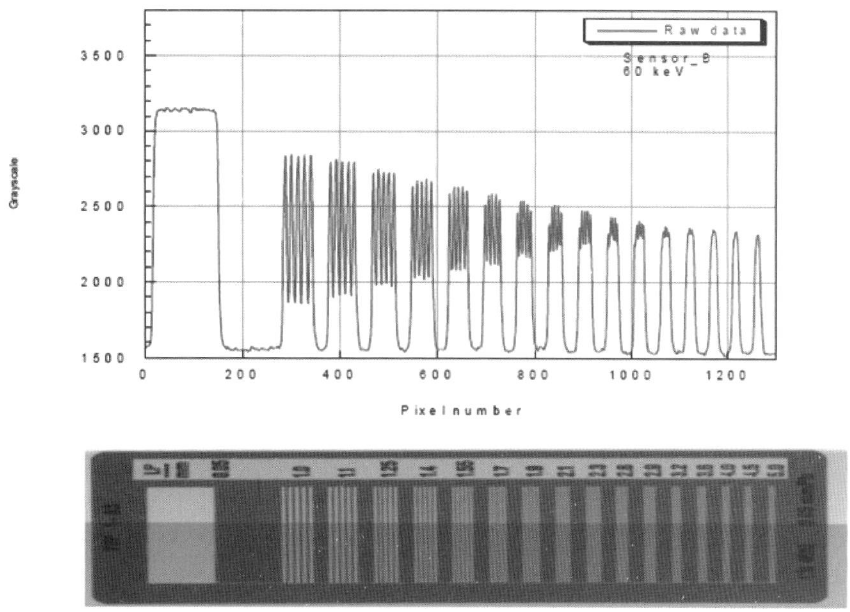

그림 3-2-7. 구형파 chart에 의한 노광과 공간주파수에 따른 농도파형

V. 실험결과의 예

1) Pinhole camera 입체영상과 MTF 결과의 예

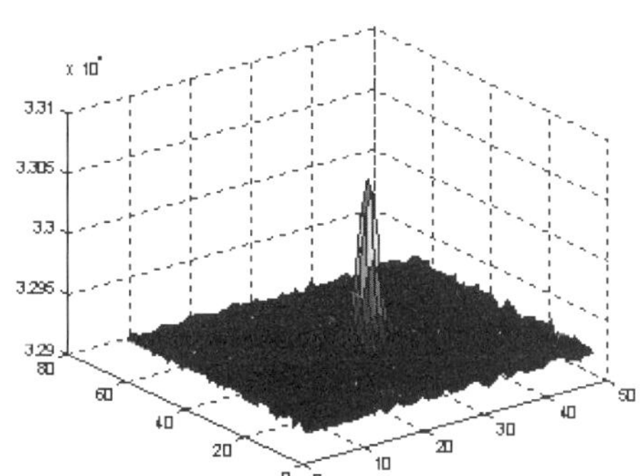

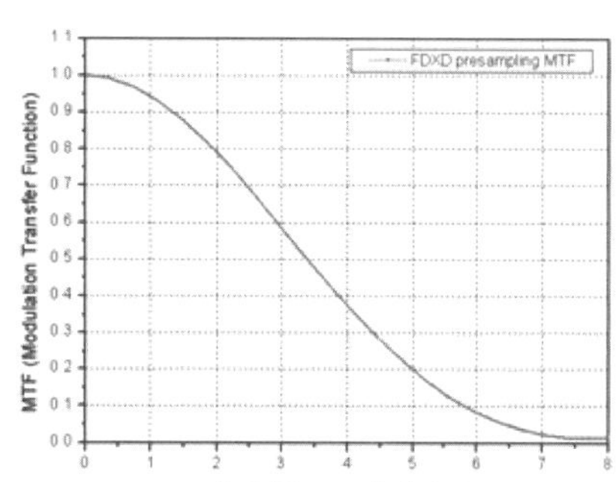

2) Slit camera 입체영상과 MTF 결과의 예

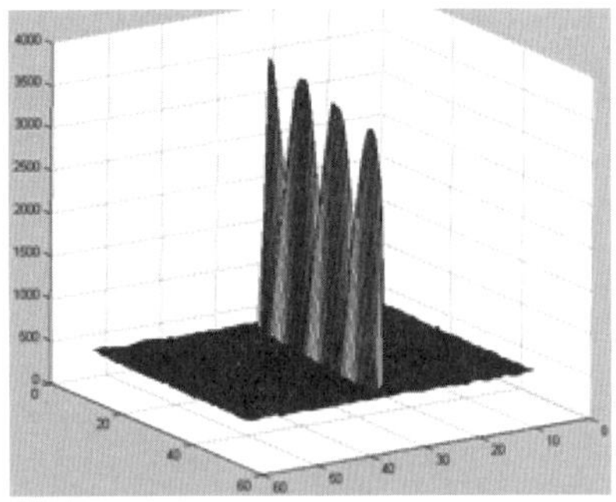

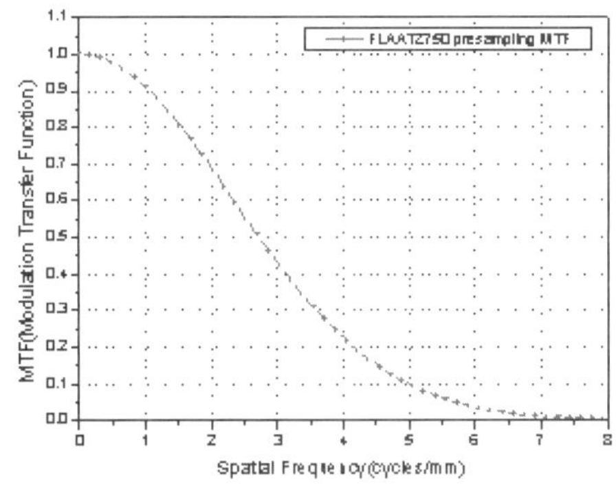

3) Edge phantom 입체영상과 MTF 결과의 예

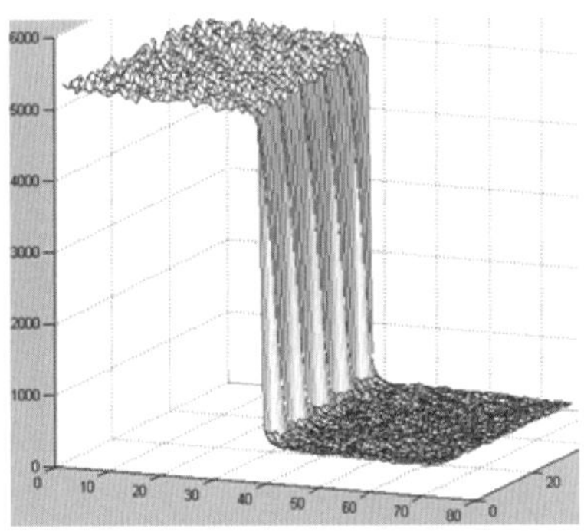

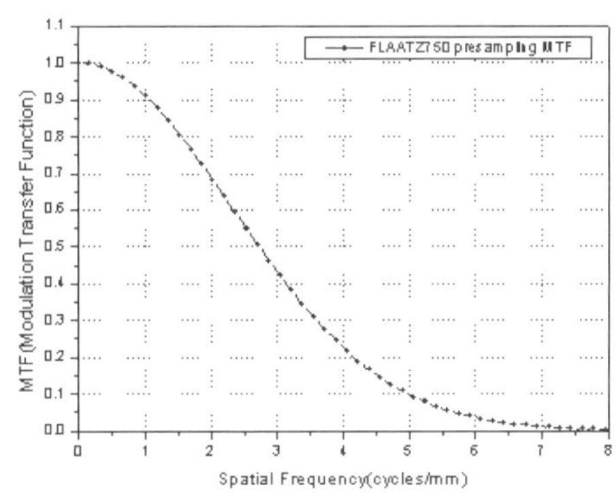

VI. 참고문헌

1) 참고자료

1. IEC 1267(1994), Medical Diagnostic X-ray Equipment-Radiation Conditions for Use in the Determination of Characteristics, 1st ed.(IEC, Geneva, Switzerland.).
2. C. Thomas, et al., "Pinhole Camera Resolution and Emittance Measurement", these proceedings.
3. IEC 61267(1994), Medical Diagnostic X-ray Equipment-Radiation Conditions for Use in the Determination of Characteristics.
4. Ehsan Samei, et al.(2006), "Intercomparison of methods for image quality characterization. I. Modulation transfer function", Med. Phys. 33(5).
5. Ehsan Samei, Michael J. Flynn(2002), "An experimental comparison of detector performance for

computed radiography systems", Med. Phys. 29(4).
6. Michael J. Flynn, Ehsan Samei(1999), "Experimental comparison of noise and resolution for 2k and 4k storage phosphor radiography systems", Med. Phys. 26(8).
7. Hiroshi Fujita, et al.(1992), "A simple Method for Determining the Modulation Transfer Function in Digital Radiography", IEEE transactioins on medical imaging, 11, 1.
8. Ehsan Samei, Michael J. Flynn(2003), "An experimental comparison of detector performance for direct and indirect digital radiography systems", Med. Phys. 30(4).
9. 석대우(2004), "MTF, NPS, DQE 측정을 통한 비정질 셀레늄 기반 디지털 방사선 검출기의 성능 평가에 관한 연구", 학위논문.
10. 이대형(2008), "DR Detector의 Raw Data 분석을 통한 NPS, MTF, DQE 측정과 성능평가연구", 학위논문.
11. Special Imaging Techniques, chapter 25, http://www.dspguide.com/ch25/1.htm.

2) 권장실험

- 장비 제조 회사별 MTF 비교
- Modality(Film, CR, DR, Mammography, CT) 별 MTF 비교
- 매트릭스 크기별 MTF 비교 등

3-3. NPS 특성 실험

Ⅰ. 실험목적

엑스선 영상에서 noise는 영상 신호의 농도분포와는 전혀 관계가 없는 농도의 변동으로 신호영상에 작용한다. Noise power spectrum(NPS) 산출 방법으로 공간주파수 영역에서 noise를 분석하여 보다 상세한 noise 평가 및 해석을 하며, 기타 화질의 인자에 대한 상호관계를 이해하도록 한다.

Ⅱ. 관계이론

1) NPS의 정의

NPS는 noise의 공간주파수에 대한 의존도를 나타내며, noise의 분산 값 분포를 공간주파수 상에 표현한 것이다.

2) Noise 특성

엑스선 영상에 noise는 영상신호의 농도분포와는 전혀 관계가 없는 농도의 변동으로 신호영상에 작용한다. 또한 noise는 영상정보와는 전혀 다른 별개의 농도를 나타낸다. 불규칙적으로 변화하는 영상의 pattern을 입상이라 하고 입상을 표시하는 성질을 입상성 또는 noise특성이라 한다. 이런 noise의 영향으로 엑스선 광자가 흡수되는 위치나 밀도는 규칙적이지 못하다. 엑스선 광자의 이완된 통계적인 분포는 Poisson 분포에 따라 식(1)과 같이 표시할 수 있다.

$$\sigma = \sqrt{\bar{N}} \quad \cdots\cdots (1)$$

여기서 Ñ은 단위 면적당 흡수된 평균 엑스선 광자의 개수, σ는 엑스선 광자의 변동을 표시하는 표준편차이다.

3) Noise 특성의 평가법

Noise 특성을 root mean square(RMS) 입상성과 Wiener spectrum 등의 수법으로 평가하는 것을 granularity(물리적 입상성)라 하며, 시각적으로 평가한 graininess(심리적 입상성)로 구별한다. RMS 입상성에 의한 noise의 평가는 비교적 간단한 방법으로 잘 사용하고 있으나 Wiener spectrum은 공간주파수 영역에서 noise의 분석을 하기 때문에 보다 상세한 noise의 평가와 해석이 가능하다.

4) Noise 측정 결과에 대한 평가

어떤 공간주파수에서 NPS의 값이 크다는 것은 noise의 level이 높은 것을 의미한다. 그림 3-3-1의 두 개의 다른 pixel size를 갖는 CR 시스템의 NPS curve를 비교해보면 고주파수로 갈수록 100㎛의 pixel size를 갖는 시스템의 noise성분이 많은 것을 알 수 있다.

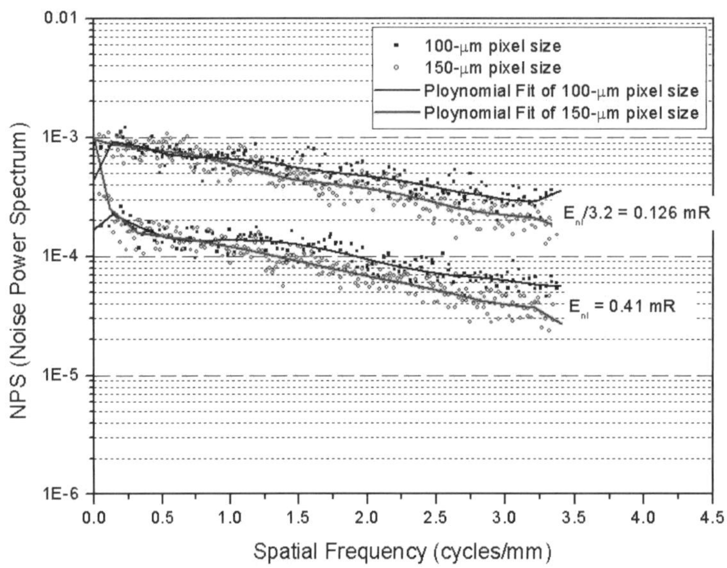

그림 3-3-1. 100㎛와 150㎛의 pixel size를 갖는 CR의 NPS 곡선

Ⅲ. 실험기기 및 재료

1) X-ray generator(CR, DR)
2) 줄자(150cm 이상)
3) 알루미늄 필터(21mm 이상)
4) 기타

Ⅳ. 실험방법

1) IEC 표준규약에 맞는 측정조건

NPS는 입사된 방사선의 radiation quality에 의존하기 때문에 NPS 측정을 위한 radiation quality는

실제 임상에서 사용되는 대부분의 경우를 커버할 수 있는 범위로 명시되어 있는 국제적인 표준을 사용해야 한다. 표 3-3-1은 NPS 측정을 위한 radiation quality를 나타낸다. 대표적인 radiation quality를 사용한다면 RQA 5가 적당하다. RQA 5에 명시된 7.1mm Al의 HVL을 갖는 kV를 찾는다.

표 3-3-1. NPS 측정을 위한 radiation quality와 파라미터

Radiation quality No.	Approximate X-ray tube voltage(IEC 61267)	Half-Value Layer(HVL) mm Al	Additional filteration mm Al
RQA3	50	4.0	10.0
RQA5	70	7.1	21.0
RQA7	90	9.1	30.0
RQA9	120	11.5	40.0

2) NPS 측정을 위한 White image 획득

(1) NPS 측정을 위하여 IEC 61267을 참고하여 적절한 엑스선 스펙트럼을 선택해야 한다. IEC 표준규약에 맞는 촬영 조건을 setup 후 collimator의 앞에 18mm Al의 필터를 부착시켜준다.

(2) 그림 3-3-2는 NPS측정을 위한 모식도를 보여준다.

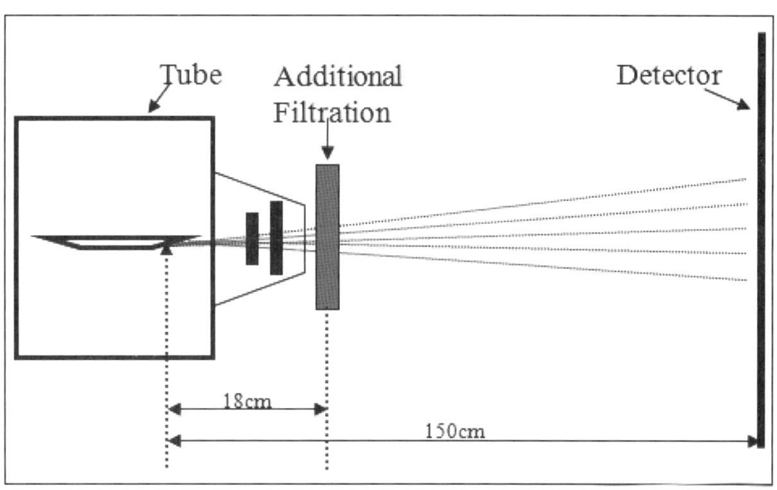

그림 3-3-2. NPS 측정을 위한 모식도

NPS 측정을 위한 white image 획득을 위해서 검출기 위에 object 없이 조사하며, 측정 시 격자는 사용되지 않는다. 격자를 이용하면 저주파수 영역에서 노이즈가 잠정적으로 증가하게 된다.

(3) 8장의 white images를 획득하여 획득된 영상들을 평균한다.

3) 이차원 NPS 계산

(1) 획득된 8장의 영상의 edge effects를 피하기 위해 edge 부분을 잘라버린다. 영상의 중앙에 ROI (Region of interest)를 설정한다.
(2) 순수 noise만 있는 영상으로 만들기 위해 각각의 영상은 normalize한 후 subtraction 한다.
(3) subtraction에 기인한 noise 증가를 보상하기 위해 오차전파를 이용, 각각의 영상에 $1/\sqrt{2}$를 곱해준다.
(4) 이차원 NPS를 계산하기 위해 ROI를 똑같은 크기의 sub-ROI 나눈다.
(5) 식(2)에 의한 Fourier transform을 적용한다.

$$NPS(u_n, v_k) = \lim_{N_x, N_y, M \to \infty} \frac{\Delta x \Delta y}{M \cdot N_x N_y} \sum_{m=1}^{M} \left| \sum_{i=1}^{N_x} \sum_{j=1}^{N_y} \left[I(x_i, y_i) - \bar{I} \right] e^{-2\Pi i (u_n x_i + v_k y_j)} \right|^2 \quad \cdots\cdots\cdots\cdots\cdots (2)$$

$$= \frac{\langle |FT(u,v)|^2 \rangle}{N_x N_y} \Delta x \Delta y$$

$I(x, y)$: White image

$N_{x,} N_y$: x와 y축 pixel 수

$\Delta x \Delta y$:·x와 y축 pixel size

(6) 식(2)을 참고하여 sub-ROI의 x와 y축 pixel 수로 나누고, 하나의 픽셀 면적을 곱해준다.

4) 일차원 NPS 계산

이차원 NPS가 계산되어 구해지고, 그 이차원 NPS로부터 일차원 NPS를 추정하여 사용한다.

(1) 이차원 NPS의 축에 평행하고, 근접한 일차원 slice를 사용한다. 그림 3-3-3에서처럼 v, u축에 근접한 8개의 선으로 이루어진 thick slice를 선택한다.
(2) Radial averaging기술을 사용하여 일차원 NPS를 획득한다. Thick slice에 있는 각 (u, v)값에 대한 주파수 값은 일차원 그래프를 그리기 위해서 $\sqrt{(u^2 + v^2)}$으로 계산된다.

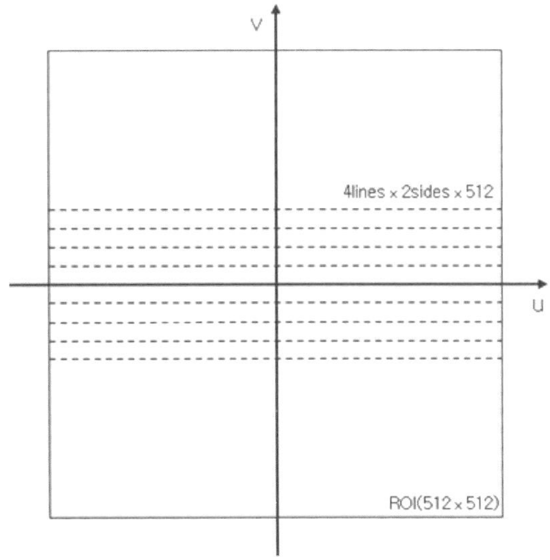

그림 3-3-3. 일차원 NPS를 구하기 위한 thick slice

Ⅴ. 실험결과의 예

1) NPS 측정을 위한 획득된 white image

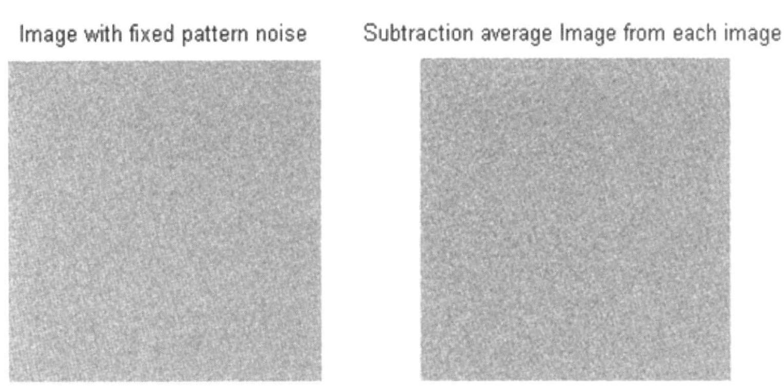

2) 이차원 NPS의 예

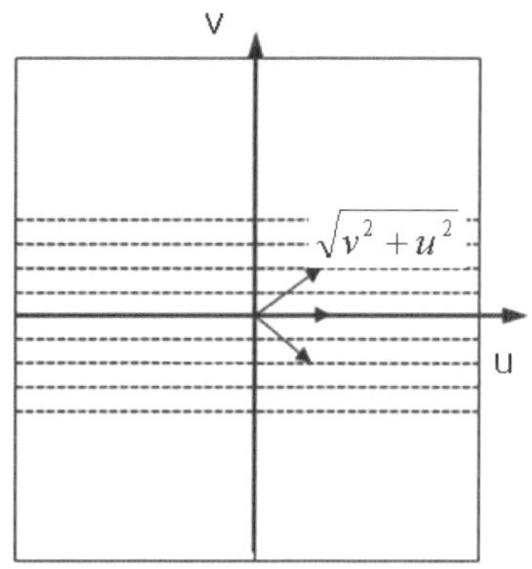

3) 일차원 NPS의 예

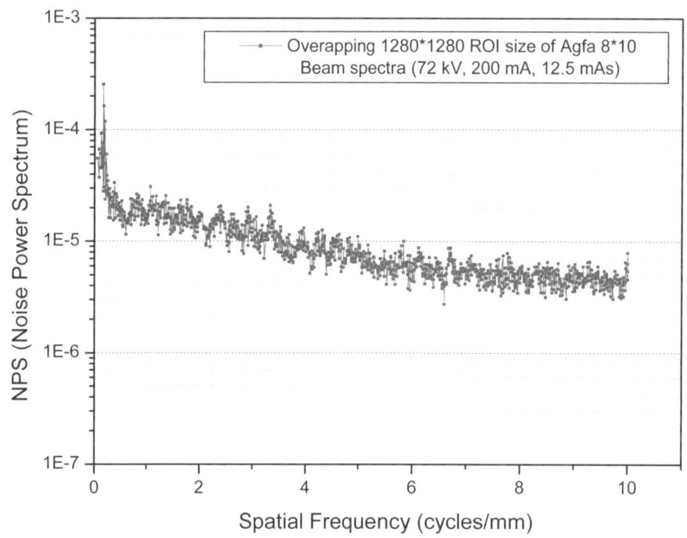

VI. 참고문헌

1) 참고자료

1. IEC 1267(1994), Medical Diagnostic X-ray Equipment-Radiation Conditions for Use in the Determination of Characteristics, 1st ed.(IEC, Geneva, Switzerland.).

2. IEC 61267(1994), Medical Diagnostic X-ray Equipment-Radiation Conditions for Use in the Determination of Characteristics.
3. Hye-Suk Park, et al.(2009), "Comparison of the image noise power spectra for computed raiography", Journal of the korean physical society 54(1).
4. James T. Dobbins, et al.(2006), "Intercomparison of methods for image quality characterization. II. Noise power spectrum", Med. Phys. 33(5).
5. Ehsan Samei, et al.(2002), "An experimental comparison of detector performance for computed radiography systems", Med. Phys. 29(4).
6. 석대우(2004), "MTF, NPS, DQE 측정을 통한 비정질 셀레늄 기반 디지털 방사선 검출기의 성능 평가에 관한 연구", 학위논문.
7. 이대형(2008), "DR Detector의 Raw Data 분석을 통한 NPS, MTF, DQE 측정과 성능평가연구", 학위논문.

2) 권장실험

White image를 이용한 RMS(root mean square) 입상성 측정.

3-4. DQE에 의한 화질 실험

Ⅰ. 실험목적

측정된 MTF, normalized NPS, photon fluence 그리고 선량을 이용하여 DQE를 정량적인 값으로 도출함으로써 디지털 방사선 검출기의 성능을 평가 해보고, 각각의 파라메터들의 상관관계를 알아본다.

Ⅱ. 관계이론

1) DQE 정의

DQE는 입력 SNR^2에 대한 출력 SNR^2의 비로 정의 되며, 검출기 전체적인 SNR성능을 나타내는 객관적인 파라미터이다.

$$DQE(f) = \frac{SNR^2_{output}}{SNR^2_{input}} \quad \cdots\cdots (1)$$

입력 영상의 SNR비는 환자의 피폭선량과 거의 정비례하기 때문에 환자 피폭선량에 대해서 출력 영상의 SNR비가 어느 정도 유지되는가를 알 수 있다.

$$DQE \propto \frac{(\text{검출기 출력신호의 } SNR^2)}{\text{환자 피폭선량}} \quad \cdots\cdots (2)$$

따라서 DQE는 어느 선량 레벨에 도달했을 때, 얻어지는 화질 정도를 추측할 수 있기 때문에 화질평가의 지표가 된다.

$$DQE \propto \frac{\text{영상의 질}}{\text{횐지 피폭선량}} \quad \cdots\cdots (3)$$

시스템의 입력은 엑스선 광자로시, 이것은 Poisson분포에 따른다. 신호성분은 단위면적 A에 입사한 엑스선 광자수 q_A로 하면 Noise 성분은 $\sqrt{q_A}$가 되며 DQE는 식(4)와 같이 표현된다.

$$DQE = \frac{(SNR_{out})^2}{(SNR_{\in})^2} = \frac{\left[\frac{q_{A'}}{\sqrt{q_{A'}}}\right]^2}{\left[\frac{q_A}{\sqrt{q_A}}\right]^2} = \frac{q_{A'}}{q_A} = \frac{NEQ}{q_A} \quad \cdots\cdots (4)$$

이와 같이 DQE는 NEQ를 system에 입사한 단위면적당의 광자수로 나누어 구할 수 있다.

$$NEQ(u) = \frac{G^2 \bullet MTF^2(u)}{NPS(u)} \quad \cdots\cdots (5)$$

NEQ는 noise특성을 표시하는 NPS의 역수로 표시하게 되지만 이것은 시스템의 입출력 특성의 기울기를 나타내는 gradient G와 시스템의 해상특성을 표하는 MTF에 의하여 변조되므로 위의 식과 같이 표현된다.

따라서 DQE는 식(6)과 같이 표현된다.

$$DQE(f) = \frac{G \times MTF^2(f)}{q \times X \times NPS(f)} \quad \cdots\cdots (6)$$

2) DQE 측정 결과에 대한 평가

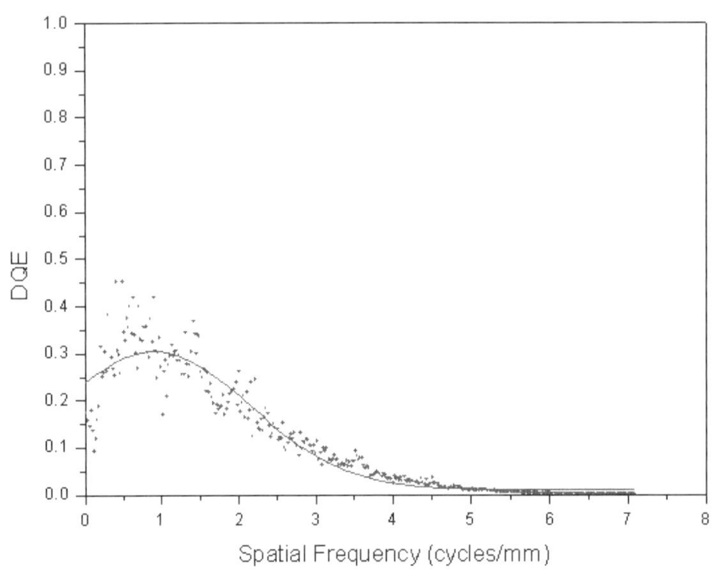

그림 3-4-1. 측정된 DQE 곡선

그림 3-4-1은 측정된 DQE 곡선이다. 곡선 DQE가 높을수록 SNR이 높아지며 대상물의 인식 등이 좋게 된다. 동일선량에서 DQE가 높을수록 화질이 좋은 영상이 얻어진다. 따라서 높은 DQE를 달성하기 위해서는 검출기 출력신호에서의 SNR비를 얼마만큼 높게 하는가가 중요하다. 검출기의 특성을 측정할

때, 공간주파수 한 구역 평가로는 불충분하며 진단 영역에 해당하는 각 공간주파수의 DQE를 평가해야 한다. 공간주파수가 높은 부분에 해당하는 영상은 진단상 매우 중요하기 때문에 진단 영역에 필히 포함시켜야 한다. 그림 3-4-1의 측정된 DQE는 진단영역에서 다음 표 3-4-1과 같이 표현될 수 있다.

표 3-4-1. 진단영역에 해당하는 각 주파수별 DQE

공간주파수(lp/mm)	detector
0.5	28 %
1.0	30 %
2.0	25 %
3.0	10 %

Ⅲ. 실험기기 및 재료

1) X-ray generator(CR, DR)
2) 줄자(150cm 이상)
3) Ion chamber
4) 기타

Ⅳ. 실험방법

1) DQE측정을 위한 photon fluence 계산

DQE를 계산하기 위해서는 detector의 단위 면적에 입사되는 photon의 수, 즉 photon fluence를 정확하게 결정해야 한다. 단위는 엑스선 photons/mm^{2}이며, SNR^2_{in}을 의미한다. 주어진 스펙트럼에 대해서 fluence는 kV, tube ripple, 엑스선 tube의 총 filtration, 그리고 엑스선 detector에서 측정된 선량에 의존할 것이다. Photon fluence는 식(7)과 같이 정의된다.

$$Photon\ fluence = X \cdot \int_0^{kVp} \left[\frac{\Phi(E)}{X} \cdot \frac{\Phi(E)}{\int_0^{kVp} \Phi(E)dE} \right] dE \quad \cdots\cdots (7)$$

$$\frac{\Phi(E)}{X} = \frac{5.456 \times 10^5}{E \bullet (\frac{\mu_{en}(E)}{\rho})_{air}} \quad \cdots\cdots (8)$$

① 프로그램을 사용하여 사용된 엑스선의 에너지 스펙트럼인 $\Phi(E)$를 계산한다.

② $\Phi(E)$를 에너지에 대해 적분하면 스펙트럼의 확률밀도함수인 $\frac{\Phi(E)}{\int_0^{kVp} \Phi(E)dE}$을 에너지의 함수로 나타낸다.

③ $\frac{\Phi(E)}{X}$를 구하기 위해 미국표준기술연구소에서 제공하는 $(\frac{\mu_{en}(E)}{\rho})_{air}$를 이용하여 계산한다.

④ ②과 ③을 통해 계산된 값을 곱한 후 에너지에 대해 적분한다.

⑤ 최종적으로 조사선량 X를 곱하고 조사시간으로 나눈다.

2) DQE 측정을 위한 조사선량 측정

① IEC 표준규약에 맞는 촬영 조건을 setup 후 collimator의 앞에 21mm Al의 필터를 부착시켜준다.

② Ion chamber를 사용하여 exposure 시 조사선량 값을 읽는다. 단위는 mR를 사용한다.

3) DQE 계산

DQE는 방사선 검출기의 전체적인 SNR 성능을 설명하는 가장 중요하고 객관적인 파라미터이다. DQE는 photon fluence, 영상시스템의 영상처리 능력의 지료를 나타내는 MTF, 영상 시스템의 잡음 포함정도를 나타내는 NPS를 모두 고려함으로써, 영상 시스템의 종합적 정량적 평가를 할 수 있다. 즉, DQE는 신호 대 잡음비를 전달하는 검출기의 능력을 측정하는 것이다. DQE는 식(9)와 같이 표현된다.

$$DQE(f) = \frac{SNR^2_{output}}{SNR^2_{input}} = \frac{G \times MTF^2(f)}{q \times X \times NPS(f)} \quad \cdots\cdots (9)$$

G : gain factor

q : Photon fluence(photons/mm^2)

X : 조사선량(mR)

① 측정된 MTF, NPS를 공간주파수별로 정리하여 식(9)에 대입한다.

② normalized NPS를 사용함으로써 gain factor는 1로 한다.

③ 계산된 q, X를 대입하여 공간주파수별 DQE를 도출한다.

V. 실험결과의 예

1) 획득된 DQE curve

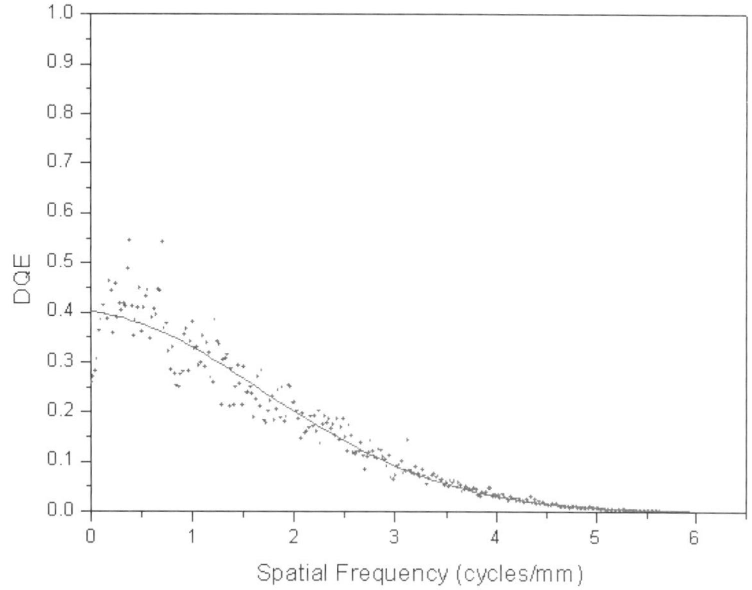

VI. 참고문헌

1) 참고자료

1. 미국표준기술연구소, X-Ray Mass Attenuation Coefficients http://physics.nist.gov/PhysRefData/XrayMassCoef/ComTab/air.html
2. IEC 1267(1994), Medical Diagnostic X-ray Equipment-Radiation Conditions for Use in the Determination of Characteristics, 1st ed.(IEC, Geneva, Switzerland.).
3. 이대형(2008), "DR Detector의 Raw Data 분석을 통한 NPS, MTF, DQE 측정과 성능평가연구", 학위논문.
4. Ehsan Samei, Michael J. Flynn(2003), "An experimental comparison of detector performance for direct and indirect digital radiography systems", Med. Phys. 30(4).
5. Ehsan Samei, Michael J. Flynn(2002), "An experimental comparison of detector performance for computed radiography systems", Med. Phys. 29(4).
6. Michael J. Flynn, Ehsan Samei(1999), "Experimental comparison of noise and resolution for 2k and 4k storage phosphor radiography systems", Med. Phys. 26(8).
7. 의료영상정보연구회(2008), 의료영상정보학, 청구문화사, 184~185.

3-5. ROC에 의한 영상평가 실험

Ⅰ. 실험목적

엑스선 사진은 최종적으로 관찰자의 시각에 의해서 판정되기 때문에 신호검출 이론에 입각한 엑스선 사진의 화질평가에 관찰자의 영역을 포함한 주관적 평가가 수행되어야 한다.

Ⅱ. 관계이론

1) ROC(receiver operating characteristic) curve

ROC 곡선은(1-특이도)에 대한 민감도로 정의되며 진단효율 또는 질을 평가하는데 효과적인 방법으로 방사선 의학에서 널리 사용된다.

2) 평가방법

영상 진단 시 판독전문의는 정상조직으로부터 비정상조직인 병변(신호)을 구별해낸다. 신호검출이론에 따라 그림 3-5-1과 같이 정상과 비정상의 확률분포로 나타낼 수 있다. 판독전문의의 경험에 따라 판단의 경계(decision threshold)를 정하고 정상과 비정상을 진단한다. 이는 2x2 평가 매트릭스로 나타낼 수 있다(표 3-5-1). 하나의 판단 경계로 ROC 곡선의 한 점을 얻을 수 있고 이를 x축을 따라 변화시킴으로써 전체 ROC 곡선(여러 점)을 만들 수 있다.

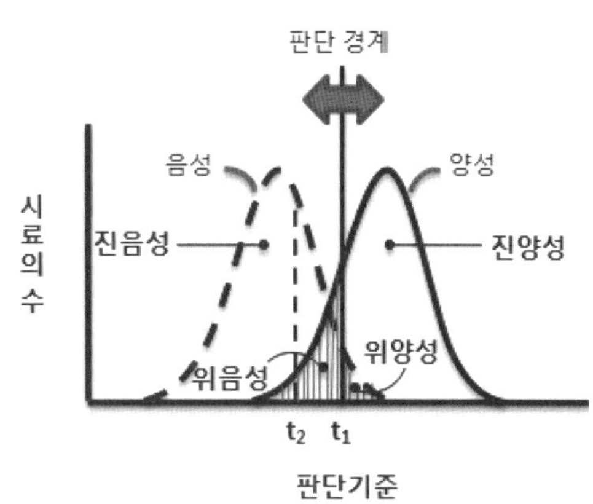

그림 3-5-1. 확률분포

표 3-5-1. 2x2 평가 매트릭스

	양성(신호+잡음)	음성(잡음)
양성반응	진양성 (true positive : TP)=P(S/s)	위양성 (false positive : FP)=P(S/n)
음성반응	위음성 (false Negative : FN)=P(N/s)	진음성 (true Negative : TN)=P(N/n)

(1) 평정확신도법

5단계로 판단 기준을 분류하고 관찰자가 각 시료에 대하여 평가하는 방법이다.

표 3-5-2. 평정확신도법의 판정 기준의 예(5단계)

구분	판정기준
1	신호가 확실히 존재하지 않는다.
2	신호가 존재하지 않는 것 같다.
3	모르겠다.
4	신호가 존재하는 것 같다.
5	신호가 확실히 존재한다.

(2) 연속확신도법

신호 유무에 대한 확신의 정도를 관찰자가 자기 판단 기준에 따라 직접 50mm의 스코어바에 표시하는 방법이다. 스코어바의 왼쪽 끝부터 관찰자가 표시한 지점까지 mm단위로 측정하여 그 값을 입력 값으로 사용한다(그림 3-5-2).

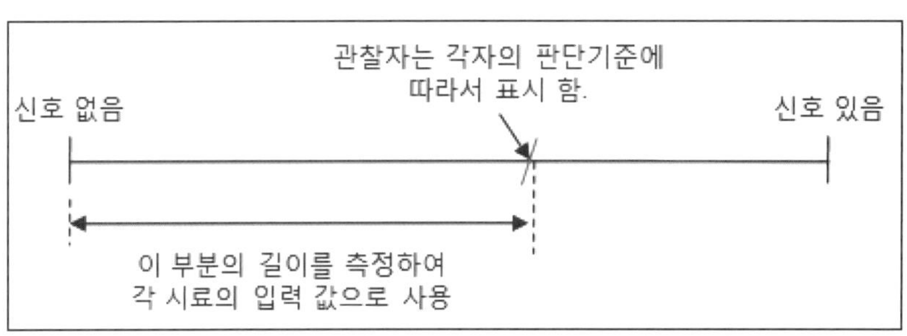

그림 3-5-2. 연속 확신도법의 스코어 시트

3) ROC 평가결과의 해석

ROC 곡선은 본질적으로 진단과 관련된 신호대잡음비를 분석하는 방법이다.

그림 3-5-3의 가)는 양성과 음성의 경우가 완전히 겹치는 경우로 이는 그림 3-5-4의 가)와 같은 ROC 곡선을 만든다. 가)의 경우 신호대잡음비는 0에 가깝다. 양성과 음성의 사이 거리가 커질수록(그림 3-5-3의 나), 다) 연관된 ROC곡선은 왼쪽 위로 가까워진다. 완전한 ROC 곡선은 그림 3-5-4에 점곡선으로 나타내고 있다.

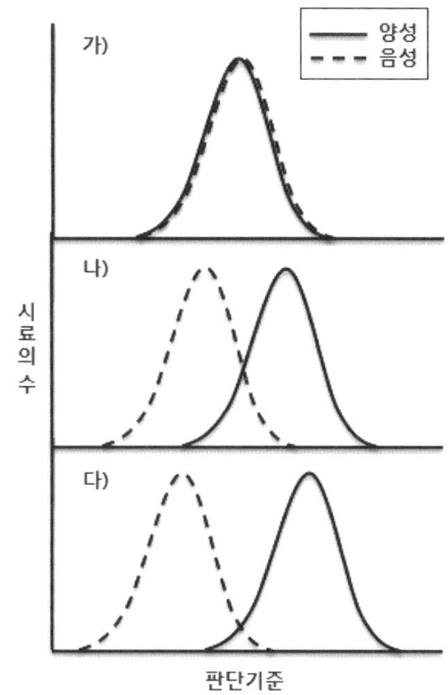

그림 3-5-3. 확률분포의 예

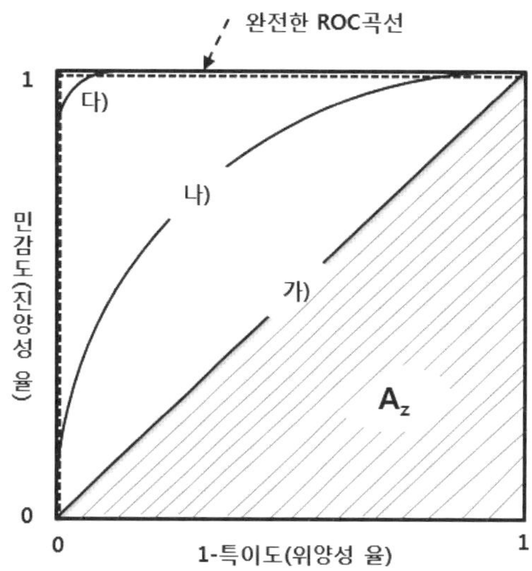

그림 3-5-4. ROC 곡선의 예

ROC 곡선의 양 축의 범위는 0-1이므로 면적은 1이다. 진단 결과가 좋지 않은 곡선 가)의 경우 곡선 하 면적은 0.5이며(그림 3-5-4의 A_z영역) 완전한 ROC곡선의 경우 1이다. ROC 곡선 하 면적을 A_z라고 하며 이는 실험한 장비의 진단효율을 간결하게 기술하는 값이다.

Ⅲ. 실험기기 및 재료

1) 신호를 포함한 영상과 신호를 포함하지 않은 영상
2) 판독용 모니터
3) 평가방법에 따른 평가지

IV. 실험방법

1) 신호 영상의 선정

신호를 포함한 환자 영상의 경우 신호의 진위 여부를 위해 조직검사 결과 실제 병변으로 판정된 경우에 대해 사용한다.

2) 영상평가

(1) 통계적으로 오차를 줄이기 위해 관찰자는 최소 5인 이상으로 하며 의료 영상에 대한 충분한 지식과 경험이 있는 관찰자를 선정한다.
(2) 평가 공간은 어둡게 유지한다. 모니터로부터의 관찰거리 및 시간과 같은 평가 조건은 실험자가 실험 목적에 따라 설정 가능하다.
(3) 관찰자의 확신의 정도를 평가자를 통해 평가한다.

3) 실험결과 및 분석

직접계산을 통해 결과를 산출하는 방법과 보다 객관적으로 하기 위해 컴퓨터를 이용하는 방법이 있다. 컴퓨터를 이용하는 방법 중 현재 가장 일반적으로 사용되고 있는 것은 시카고 대학에서 공개되고 있는 프로그램인 ROCKIT이다. 관련 프로그램은 웹사이트 http://xray.bsd.uchicago.edu/ krl/index.htm에서 다운받아 사용할 수 있다.

결과 값을 이용하여 ROC곡선을 그리고 곡선 하 면적(A_z)을 통해 실험목적에 따른 결과를 평가 할 수 있다.

V. 실험결과의 예

결과 값을 이용하여 ROC곡선을 그리고 곡선 하 면적(그림 3-5-4의 Az영역)을 통해 검출기의 성능을 비교, 평가 할 수 있다.

(1) 평가결과

	1	2	3	4	5
양성(신호+잡음)	1	2	6	8	3
음성(잡음)	3	8	7	1	1

(2) 합계

	1+2+3+4+5	2+3+4+5	3+4+5	4+5	5
양성(신호+잡음)	20	19	17	11	3
음성(잡음)	20	17	9	2	1

(3) 확률

	1+2+3+4+5	2+3+4+5	3+4+5	4+5	5
양성(신호+잡음)	1.0	0.95	0.85	0.55	0.15
음성(잡음)	1.0	0.85	0.45	0.10	0.05

(4) ROC 곡선

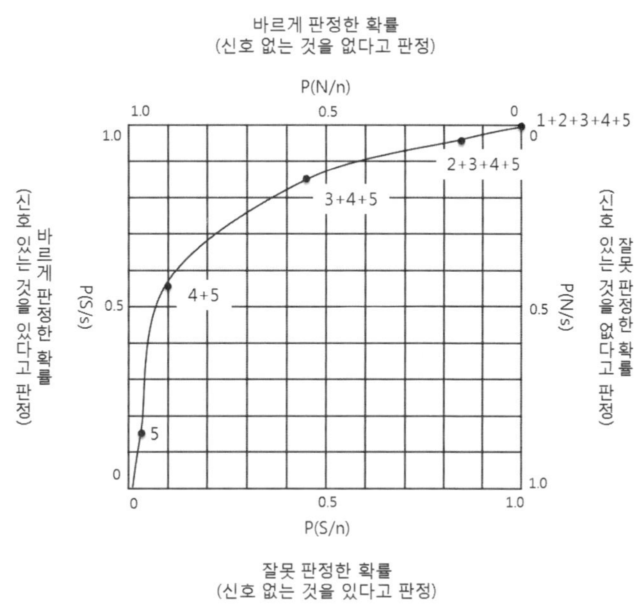

그림 3-5-5. ROC 곡선

VI. 참고문헌

1) 참고자료

1. Jerrold T. Bushberg(2002), The Essental Physics of Medical Imaging. 2nd Edition, Lippincott Williams & Wilkins, 288~291.
2. 의료영상정보연구회(2008), 의료영상정보학, 청구문화사, 186~196.

3. P.M. DeLuca, A. Wambersie, et al.(2008), "Receiver Operating Characteristic Analysis in Medical Imaging" Journal of the ICRU, 8(1).
4. Bernhardt T M, Otto D, et al.(1999), "Detection of simulated interstitial lung disease and catheters with selenium, storage phosphor, and film-based radiography" Radiology 213, 445~54.

2) 권장실험

(1) 실험목적

서로 다른 영상 시스템을 이용하여 주관적 평가를 수행함으로써 검출기의 성능을 비교, 평가 하고자 한다. 본 예에서는 가상병변을 제작하여 영상을 획득한다.

(2) 실험 기자재 및 재료

① 두 종류의 영상시스템
② 흉부팬텀
③ 모니터
④ 가상병변 : 직경 2~5mm 파라핀(양초) 또는 아크릴로 만든 구형 구슬
(보다 임상에 근접된 실험을 위해서는 거즈+조영제, 비단실+조영제, 지점토, 조와 수수+조영제 등을 추가적인 가상병변으로 이용)

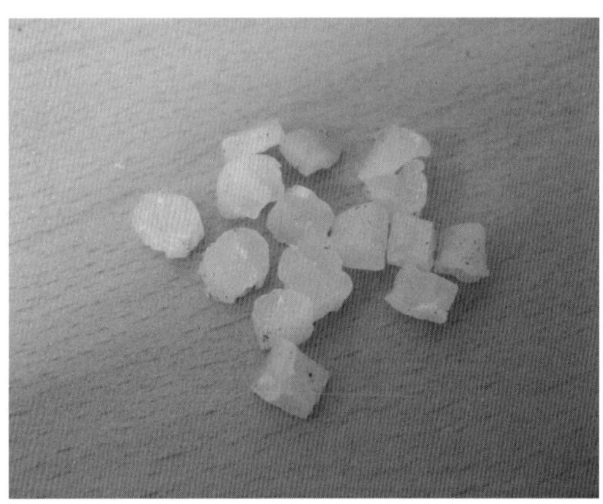

그림 3-5-6. 양초를 녹여 만든 직경 5mm의 가상병변

⑤ 아크릴판 21장 : 가상병변을 부착하여 촬영하기 위한 것으로 3mm 이상의 두께, 흉부촬영 조사야 크기를 가진 아크릴 판.
⑥ 평가방법에 따른 평가지

(3) 가상병변 및 시료제작

① 가상병변(신호)을 아크릴 판에 붙여 시료를 제작한다. 각 아크릴 판에 상황에 따라 2~3개 정도의 가상병변이 적당하다.

② 하나의 아크릴 판은 신호가 포함되지 않은 시료로 사용한다.

③ 예비실험을 통하여 가상병변의 난이도를 판단한다. 시료의 수를 실제와 같거나 줄여 사용하고 관찰자에 대하여 수행함으로써 Az값이 0.6~0.95의 사이에 나오도록 난이도를 조정한다.

(4) 영상획득

① 그림과 같이 실험기자재 및 시료를 배치한다.

② 촬영조건(관전압, 관전류, 거리, 영상 후처리 등)을 동일하게 하여 신호가 들어있는 시료 20장과 들어있지 않은 시료 20장의 영상을 각각의 영상시스템을 이용하여 획득한다.

※ 목적하는 실험에 따라 조건을 변경시키고 영상을 획득한다.

〈예제영상 CD 참조: 예제 영상은 5mm, 8mm의 가상병변을 신호로 사용하여 각각 5장, 신호가 포함되지 않은 영상 2장과 신호를 표시한 영상 2장을 포함하고 있음.〉

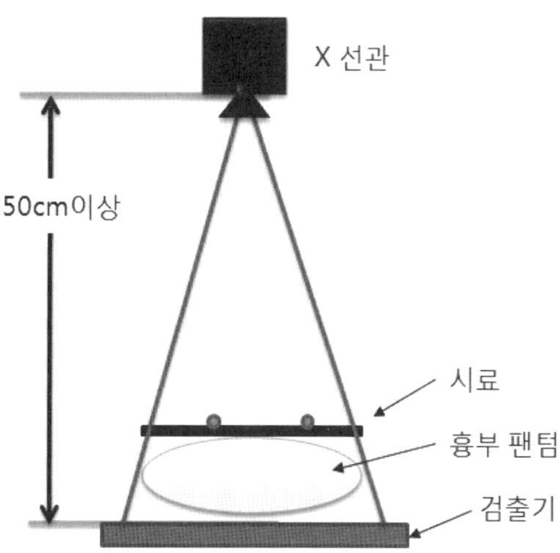

그림 3-5-7. 실험 배치도

(5) 영상평가

① 통계적으로 오차를 줄이기 위해 관찰자는 최소 5인 이상으로 하는 것이 옳으나 본 예에서는 한 사람의 관찰자에 의한 결과를 이용하였다.

② 평가방법(평가지 사용법), 실험 중 주의사항(판독시간, 거리, 확대금지 등), 시료영상 및 팬텀 영상에 대한 적응을 위해 연습시간을 가진다. 단, 학습방지를 위해 본 실험 2주 전부터 주당 1회 정도 수행한다.

③ 평가 공간은 어둡게 유지한다. 관찰거리는 약 30~40cm, 관찰 시간은 약 15초/매로 하며 이는 실험자가 변경가능하다.

④ 관찰자의 확신의 정도를 평가지를 통해 평가한다.

(6) 실험결과 및 분석

본 실험에서는 직접계산을 통해 결과를 산출하는 방법을 사용한다.

① 평가결과

	1	2	3	4	5
양성(신호+잡음)	1	2	3	4	10
음성(잡음)	12	3	2	2	1

② 합계

	1+2+3+4+5	2+3+4+5	3+4+5	4+5	5
양성(신호+잡음)	20	19	17	14	10
음성(잡음)	20	8	5	3	1

③ 확률

	1+2+3+4+5	2+3+4+5	3+4+5	4+5	5
양성(신호+잡음)	1.0	0.95	0.85	0.7	0.5
음성(잡음)	1.0	0.4	0.25	0.15	0.05

④ ROC 곡선

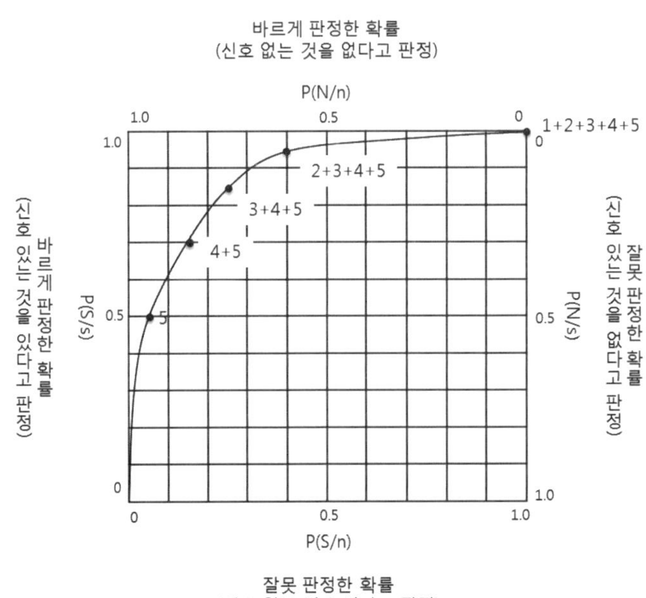

제4장
디지털의료영상 기초실험

실험항목

4-1. 매트릭스 크기와 공간분해능
4-2. Dynamic range의 효과
4-3. Window level과 width 조절
4-4. 저역통과, 대역통과, 고역통과 필터
4-5. Energy subtraction
4-6. Temporal subtraction
4-7. 계조처리
4-8. Edge 검출 필터

4-1. 매트릭스 크기와 공간분해능

Ⅰ. 실험목적

디지털 영상을 얻기 위해서는 표본화, 양자화처리가 필요하게 되는데, 화소 수 및 양자화 레벨 수를 바꾸면 얻어지는 화질이 구체적으로 어떻게 변화하는가에 대해서 실례를 나타내기로 한다.

Ⅱ. 관계이론

1) Sampling 이론

표본화(sampling)는 공간적, 시간적으로 연속된 영상을 이산적인 점(표본점, 화소)의 집합으로 변환하는 조작이다. 주어진 영상 신호에 대해서 표본화 할 때의 주기 T(각 표본점 간격)의 결정법은 신호이론에서의 표본화 정리(sampling 정리)가 적용된다. 즉, 영상 신호가 가지는 주파수의 2배 이상의 표본화 주파수로 표본화 할 필요가 있다.

그림 4-1-1과 같은 신호를 표본화하려고 할 때, ①의 위치에서 표본화하면 A-신호와 B-신호를 분간하지 못한다(aliasing). 따라서 A-신호를 완전히 표현하기 위해서는 ①과 ②의 두 곳에서 표본화해야 한다(Nyquist sampling frequency).

이와 같이 영상 신호가 고주파 성분을 포함하고 있는 영상신호에 표본화 주파수를 낮게 하면 대상 영상을 충실하게 나타내지 못한다. 영상 정보를 충실히 표현하기 위해서는 대상으로 하는 영상 신호가 가지는 주파수의 2배 이상의 표본화 주파수로 표본화를 하여야 한다. 즉, 수집 신호의 한 주기 당 최소한 2번 이상의 샘플링을 해야 수집오차(aliasing)을 줄일 수 있다.

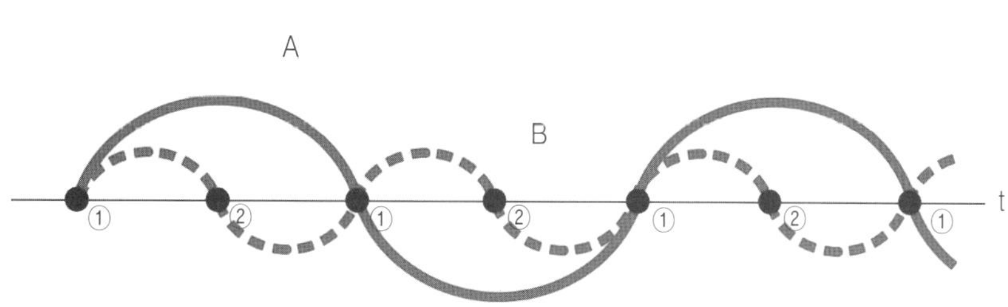

그림 4-1-1. 고주파성분을 포함한 영상신호

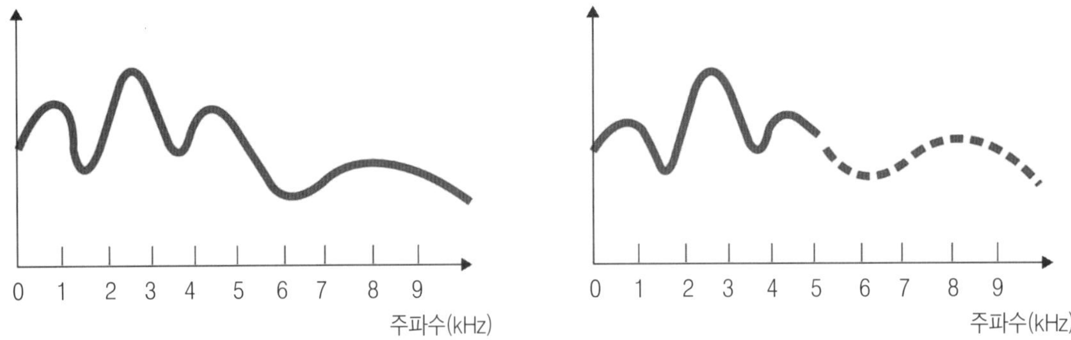

그림 4-1-2. aliasing artifact를 발생시키는 고주파신호의 제거

앨리어싱 아티팩트는 표본화 수가 너무 적어 본래의 신호를 나타내지 못해서 생기는 신호이며, 주로 고주파 성분에 의해 발생된다. 이 현상은 영상의 노이즈를 증가시키고, MTF 측정 시 오차를 일으키는 요인이 된다.

역으로, 표본화 할 주파수가 결정되어 있을 경우에는 그 주파수의 1/2에 해당하는 주파수 이상의 고주파 성분을 영상 신호로부터 제거시켜야 한다. 예를 들면 10 kHZ로 영상 신호를 표본화 할 경우에는 그림 4-1-2와 같이 표본화하기 전에 5 kHZ 이상의 주파수 성분을 제거시켜야 한다. 이와 같이 고주파 성분을 제거시키는 필터를 앤티 엘리어스 필터(anti-alias filter)라고 한다.

Ⅲ. 실험기기 및 재료

1) 디지털영상처리 소프트웨어
2) 판독용 모니터

Ⅳ. 실험방법

1) 매트릭스 크기(화소 수를 바꾼 경우)

(1) 양자화 레벨 수는 256레벨로 일정하다고 하고, 화소 수 N×N에 대해서 N = 256, 128, 64, 32로 변경했을 때의 영상의 예를 그림 4-1-3의 (A)~(D)에 나타냈다.

(2) 그림 4-1-3의 (A)~(D)를 보면 N = 256에서는 거의 충분한 화질이 얻어지는데, N = 128이 되면 약간 거칠게 되고, N = 64, 32에서는 급속히 화질이 나빠지는 것을 알 수 있다.

(3) 각 영상을 표시할 때는 화면상의 동일 표시 범위를 사용하도록 하고 있다. 따라서 화소수가 적은 것에 대해서는 1개의 화소를 가로, 세로방향으로 되풀이하는 모양으로 표시된다. 이 때문에 화소수가 적은 것일수록 1개의 화소가 블록 모양으로 나타남을 알 수 있다.

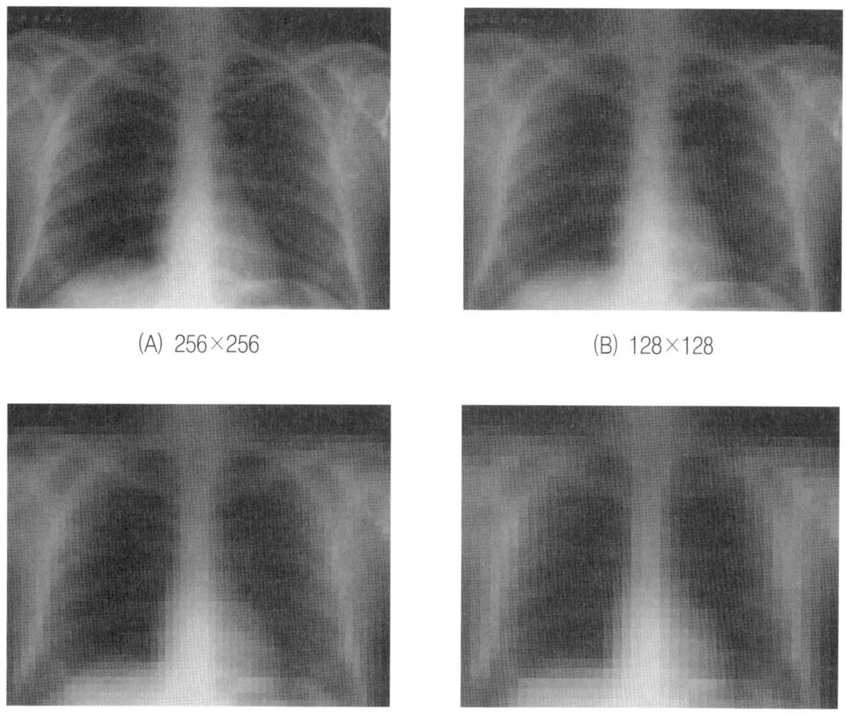

(A) 256×256 (B) 128×128 (C) 64×64 (D) 32×32

그림 4-1-3. 화소 수를 바꾼 경우(양자화 레벨 수는 256)

2) 양자화 레벨 수(bit)를 바꾼 경우

(1) 화소 수는 256×256화소로 하고, 양자화 레벨 수를 256, 130, 90, 50으로 변경했을 때의 영상을 그림 4-1-4의 (A)~(D)에 나타냈다.

(2) 130, 90, 50으로 레벨 수를 변화시키면 영상은 256레벨과 다르게 의사윤곽이 생긴다. 즉, 농담이 본래 매끄럽게 변화하고 있는 부분인데, 양자화 때문에 농담의 단차가 생겨서 의사적으로 윤곽이 존재하는 것처럼 보인다.

(3) 양자화 레벨 수가 작을수록 농담에 세밀한 변화가 상실되어 충분한 영상을 얻을 수 없다. 이를 계조(gray level)라 하며, gray level의 총 합계를 gray scale이라고 한다. 이는 영상의 농도(대조) 분해능에 관계되는 화질특성인자임을 알 수 있다.

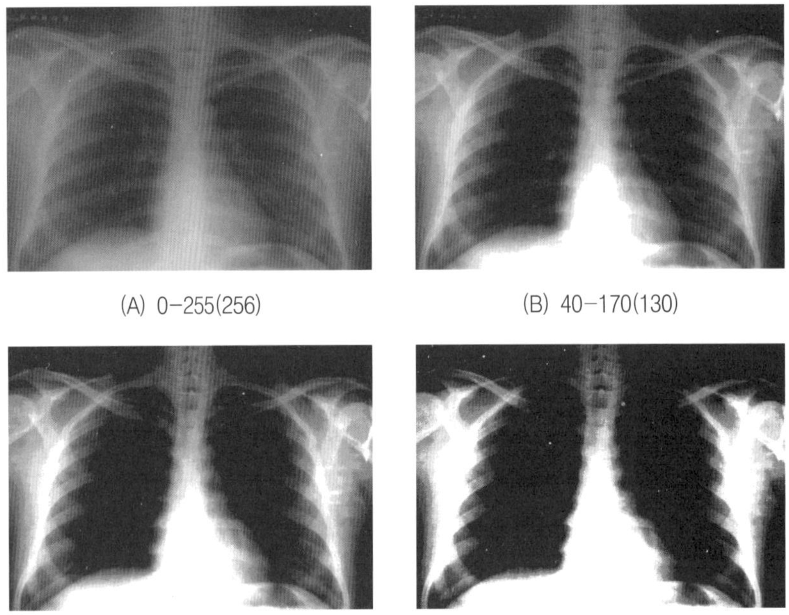

(A) 0–255(256) (B) 40–170(130)

(C) 60–150(90) (D) 80–130(50)

그림 4-1-4. 양자화 레벨 수를 바꾼 경우(화소 수 256×256인 경우)

3) 공간 분해능(이미지 해상도)

(1) 공간 분해능(이미지 해상도)는 하나의 이미지를 구성하는 전체 픽셀의 개수를 의미하며 이미지 크기를 재는 단위의 하나로 사용된다. 단위는 pixels/mm이며, 픽셀 분해능과 함께 정확한 파일 크기를 알 수 있다.

(2) 예를 들어 200×400픽셀에 24비트의 분해능인 파일의 크기는 200×400×3=240,000비트 실제 파일 크기 235KB에 거의 근접한 값을 쉽게 계산할 수 있다. 파일 크기를 계산할 때 픽셀 분해능에 따라 8비트는 1, 16비트는 2, 24비트는 3을 곱해준다. 실제로 한 장의 디지털영상의 표현에 필요한 데이터 량 E(비트/픽셀)는 다음과 같다.

$$E=b/(M \times N)$$

이를 영상의 평균정보량 또는 엔트로피(entropy)라고 하며, 영상데이터 압축의 척도로 사용된다.

(3) 디지털 엑스선 영상에서는 2048×2048 또는 4096×4096 매트릭스를 사용하고, CT와 MRI, 초음파는 512×512와 256×256이 일반적이며, SPECT와 PET는 64×64에서 256×256을 사용한다. 동일한 공간에서 영상을 얻을 경우 픽셀의 개수가 많을수록 그리고 픽셀이 표현할 수 있는 색상의 수가 많을수록 공간분해능은 높아진다. 디지털 영상에서 공간해상도는 화소의 크기에 의해 다음의 식과 같이 결정됨을 알 수 있다.

$$\text{pixel size}=\text{FOV}/\text{matrix size}$$

V. 실험결과의 예

1) 화소수(matrix)를 바꾼 경우

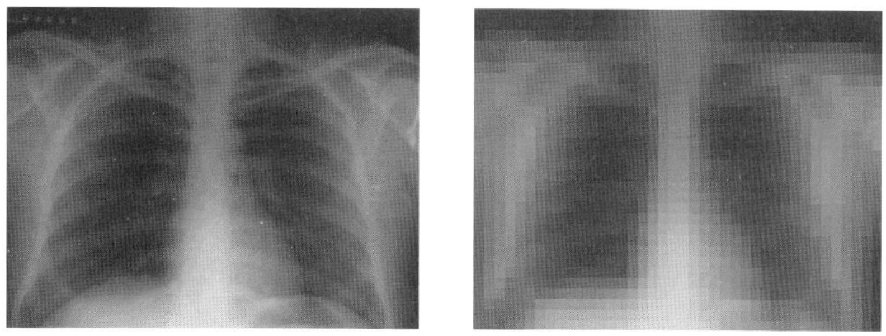

(A) 256×256　　(B) 32×32

그림 4-1-5. 화소수를 바꾼 경우

2) 양자화 레벨수를 바꾼 경우

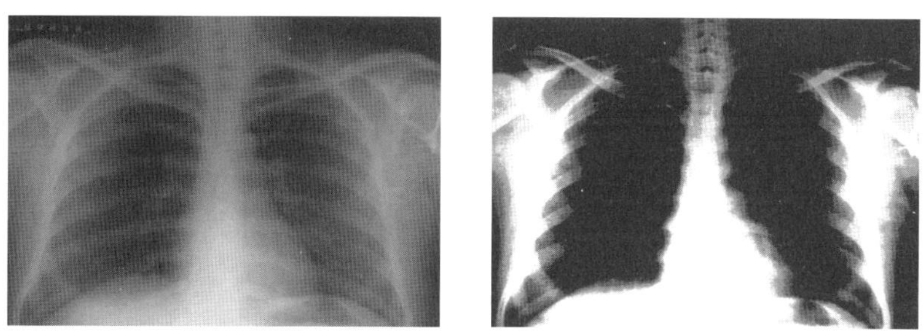

(A) 0-255(256)　　(B) 80-130(50)

그림 4-1-6. 양자화 레벨수를 바꾼 경우

VI. 참고문헌

1) 참고자료

1. 의료영상정보연구회(2008), 의료영상정보학, 청구문화사.
2. Harrell G. Chotas, et al.(1999), "Principles of Digital Radiography with Large-Area, Electronically Readable Detectors: A Review of the Basics", radiology.

3. Francisco H. Imai, et al.(1998), "High-Resolution Multi-Spectral Image Archives: A Hybrid Approach", Proceedings of IS&T/SID Sixth Color Imaging.

2) 권장실험

- Pixel size에 따른 공간 분해능 측정

4-2. Dynamic range의 효과

Ⅰ. 실험목적

1개의 영상표시로 영상정보를 바꾸지 않고 넓은 진단 가시역을 실현하기 위한 영상처리 algorithm이 dynamic range(DR) 압축처리이다.

Ⅱ. 관계이론

1) Dynamic range 압축 처리의 원리

$$S_d = S_{org} + f(S_{us})$$

$$S_{us} = \frac{\Sigma S_{org}}{M^2} \quad \text{(식 1)}$$

S_{org} : 원영상신호

M : DR 압축용 mask

(1) 그림 4-2-1의 (a)의 계단이 공간적으로 미세하지 않는 신호변화(예로 흉부에서 종격부, 심장부, 폐야부)를 나타내고 각 계단상에는 공간적으로 미세한 신호(종격부에 있어서의 뼈, 심장부, 폐야부의 혈관영 등)가 중첩되어 있다.

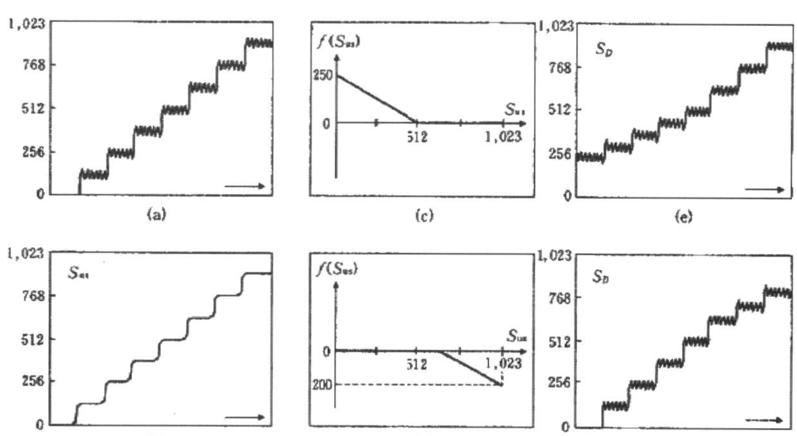

그림 4-2-1. Dynamic range의 압축 처리

(2) 식 1의 평활화 처리를 하면 성긴 신호변화는 거의 유지, 미세한 신호변화는 평활화되어 없어짐(그림 4-2-1(b))
(3) 평활화 된 신호 S_{us}를 4-2-1(c)(d)와 같은 신호변환처리 $f(S_{us})$를 실시. 4-2-1(c)에서는 저농도부만 농도를 높게 하는 신호변환처리, (d)에서는 반대로 고농도부만 농도 낮게 하는 신호변환처리
(4) 신호변환처리 된 $f(S_{us})$를 원 영상신호 S_{org}에 가하면 4-2-1(e)의 저 농도부의 dynamic range가 압축된 영상 또는 (f)의 고농도부 dynamic range가 압축된 영상을 얻게 되어 가시역이 넓어짐

Ⅲ. 실험기기 및 재료

1) 디지털영상처리 소프트웨어
2) 판독용 모니터

Ⅳ. 실험방법

1) 문턱치 이상의 고농도부의 농도는 그대로 유지되고, 저농도부에만 작용한 국소적인 계조처리
2) 그림 4-2-2 (A)에서와 같이 종격의 저농도부는 특성곡선의 기울기가 작기 때문에 저 대조도가 되는데 이를 방지하기 위해 그림 4-2-2 (B)와 같이 문턱치 이하의 저농도를 고농도측으로 이동시키면 대조도는 높게 처리된다.
3) 원 영상의 저농도 영역에 대응하는 히스토그램의 폭을 좁게 하는 것을 의미한다.

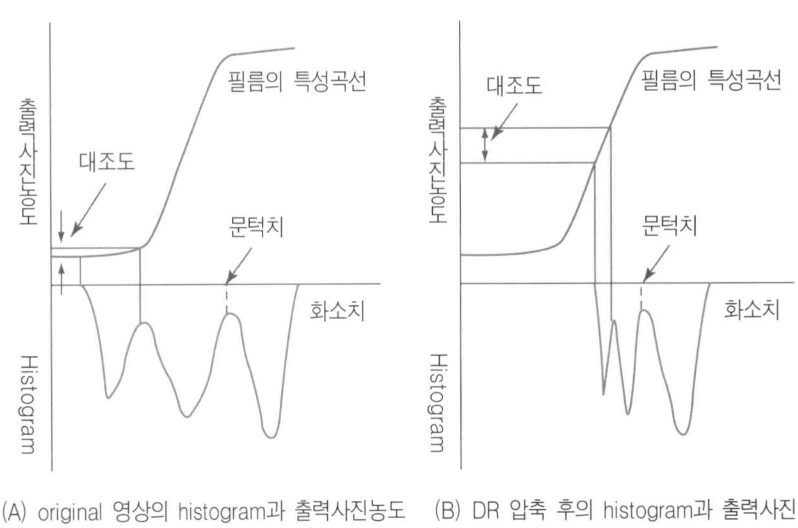

(A) original 영상의 histogram과 출력사진농도 (B) DR 압축 후의 histogram과 출력사진농도

그림 4-2-2. DR압축에 의한 histogram의 변환

V. 실험결과의 예

Dynamic Range 압축 처리

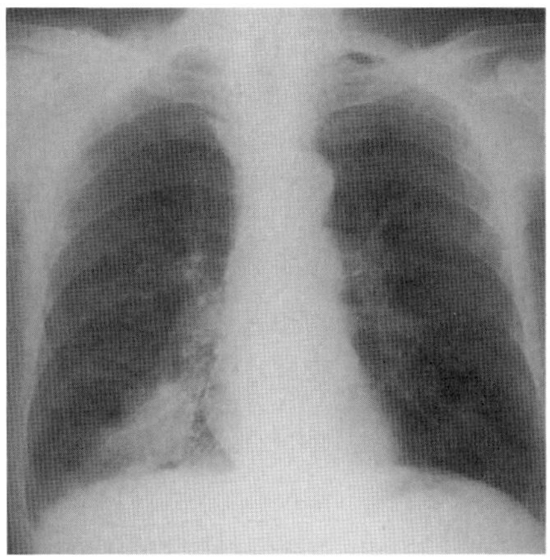

(A) Original 영상

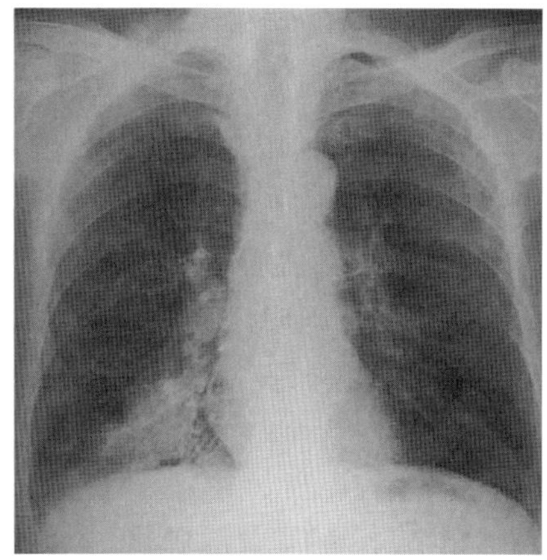

(B) DR압축에 의한 처리 영상

그림 4-2-3. 흉부영상의 DR압축

원 영상 4-2-3 (A)와 처리결과 4-2-3 (B) 영상비교에서 폐야의 농도 및 대조도는 유지되고, 종격부의농도와 대조도가 증가한 것을 알 수 있다.

VI. 참고문헌

1) 참고자료

1. 의료영상정보연구회(2008), 의료영상정보학, 청구문화사.
2. Shree K. Nayar, et al.(2000), "High dynamic range imaging: Spatially varying pixel exposures", IEEE Conference on Computer Vision and Pattern Recognition.
3. Gaurav Sharma, et al.(1997), "Digital Color Imaging", IEEE transactions on image processing.

2) 권장실험

- Dynamic range 조절에 따른 영상 변화

4-3. Window level과 width 조절

Ⅰ. 실험목적

디지털 의료 영상에서 window level과 width를 조절함으로써, 영상의 전체적인 밝기와 대조도를 조절할 수 있다.

Ⅱ. 관계이론

1) 윈도우 레벨(density scale)

(1) 영상의 전체적인 밝기 정도를 의미한다. 엑스선의 경우 흡수가 적은 조직인 공기, 지방조직은 필름 상에 어둡게 나타나고, 흡수가 큰 골 조직이나 조영제를 투영한 곳은 밝게 나타난다.

(2) 이와 같이 흡수계수를 적당하게 잡아주는 것을 말한다. 즉, 윈도우 폭은 농도 범위의 중앙값을 변화시킨다.

2) 윈도우 폭(gray scale)

(1) 영상의 가장 밝은 정도와 어두운 정도의 비를 의미하며, 영상에서 최대밝기와 최소밝기의 차가 클수록 대조도가 높아진다.

(2) 윈도우 폭을 너무 크게 하면 영상의 밝은 부분은 표시 한계를 벗어나 포화(saturation)되고, 너무 낮추면 표시 가능한 밝기의 범위가 줄어들어 대조도가 낮아진다. 따라서 디스플레이나 프린터에는 표시 가능한 범위를 영상의 특성에 맞추어 적절하게 사용할 수 있도록 조절하여야 한다.

Ⅲ. 실험기기 및 재료

1) ImageJ
2) 판독용 모니터

Ⅳ. 실험방법

1) 윈도우 레벨(density scale)

윈도우 농도 범위의 중앙값을 변화시킨다.

2) 윈도우 폭(gray scale)

윈도우 폭을 너무 크게 하면 영상의 밝은 부분은 표시 한계를 벗어나 포화(saturation)되고, 너무 낮추면 표시 가능한 밝기의 범위가 줄어들어 대조도가 낮아진다. 따라서 디스플레이나 프린터에는 표시 가능한 범위를 영상의 특성에 맞추어 적절하게 조절한다.

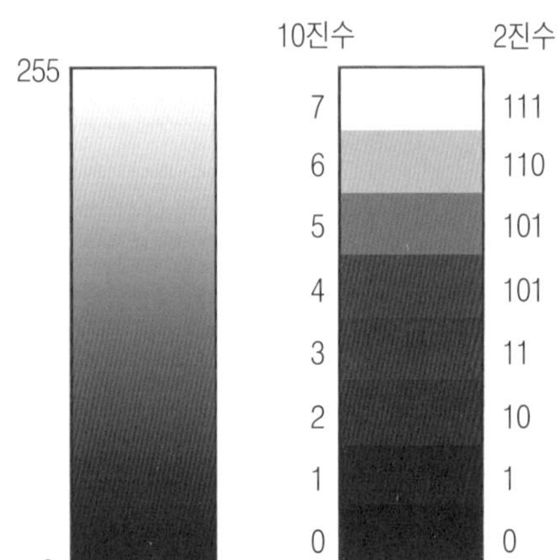

그림 4-3-1. 계조수의 변화

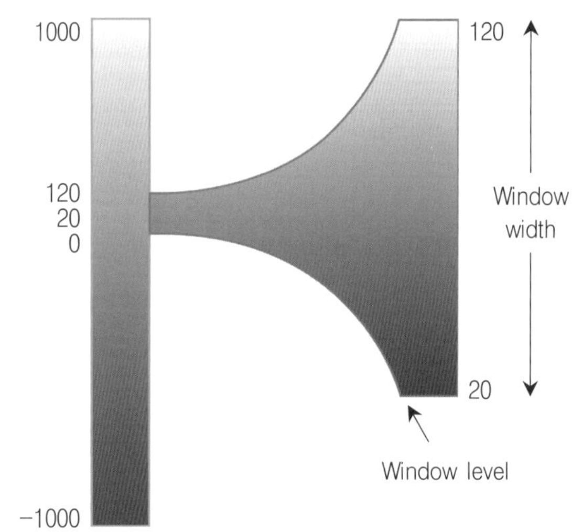

그림 4-3-2. 영상의 대조도와 광학밀도를 조절하는 디지털 영상의 윈도우

Ⅴ. 실험결과의 예

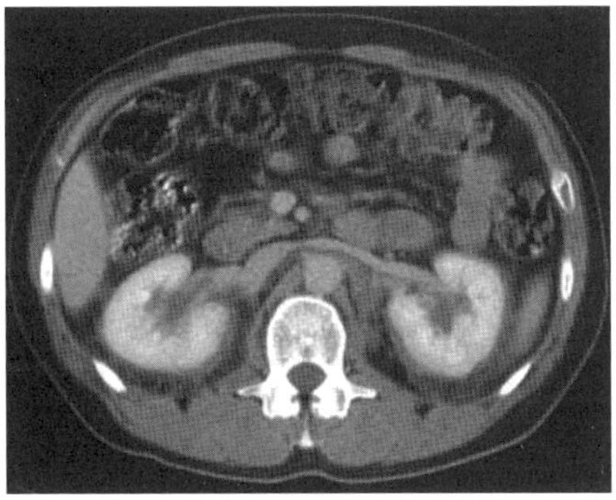

(A)

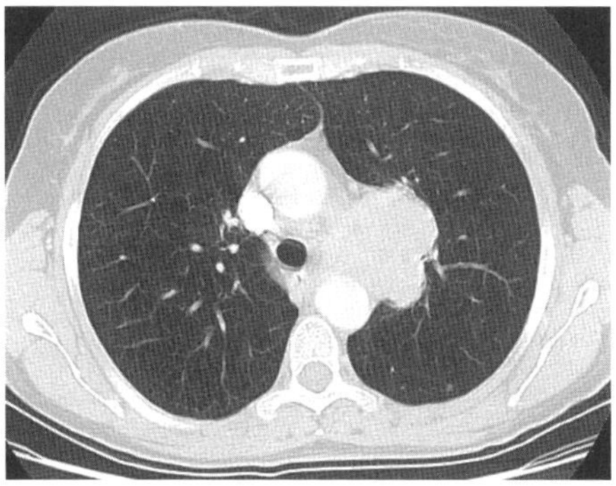

(B)

그림 4-3-3. 해부학적 영상에 따른 window level의 설정

(A) 복부의 연부조직은 낮은 window level을 필요로 한다(level 50, width 400).
(B) 폐 조직은 음의 window level을 필요로 한다(level −500, width 1500).

Ⅵ. 참고문헌

1) 참고자료

1. 의료영상정보연구회(2008), 의료영상정보학, 청구문화사.
2. Michael H. Lev, et al.(1999), "Acute Stroke: Improved Nonenhanced CT Detection – Benefits of Soft-Copy Interpretation by Using Variable Window Width and Center Level Settings", radiology.
3. Hui Hu, et al.(1999), "Four Multidetector-Row Helical CT: Image Quality and Volume Coverage Speed", radiology.
4. R. C. Warren, et al.(1982), "Effect of window width and viewing distance in CT display", British Journal of Radiology.

2) 권장실험

- 폐 영역 관찰을 위한 W.W. 및 W.L. 알아보기

4-4. 저역통과, 대역통과, 고역통과 필터

Ⅰ. 실험목적

고주파 성분 혹은 저주파 성분만을 강조하는 출력 영상을 만들어 낼 때 사용되는 필터로, 이러한 기술을 응용하면 영상의 선예화, 영상의 부드러움(smoothing), 노이즈 감소처리, 경계선 검출이나 강조 등의 효과를 얻을 수 있다.

Ⅱ. 관계이론

1) 저역 통과 필터링(low pass filtering)

(1) 이 필터는 영상의 낮은 주파수 성분은 처리하지 않고, 고주파 성분은 약화시키는 작용을 한다. 영상의 미세구조 해상능이 저하된다.

(2) 넓은 범위의 대조도는 유지하면서 좁은 범위의 대조도는 감소시키는 작용을 한다.

(3) 처리를 위해서는 아래와 같은 마스크(smoothing mask)가 필요하며, 이것을 이용해 처리한 결과를 그림 4-4-1에 나타냈다.

1/9	1/9	1/9
1/9	1/9	1/9
1/9	1/9	1/9

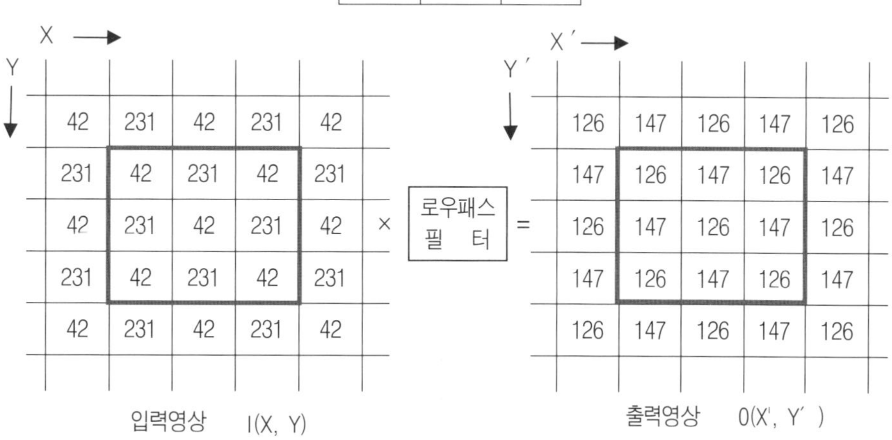

그림 4-4-1. 저주파 통과 필터링 전 · 후 픽셀 값의 변화

2) 고역 통과 필터링(high pass filtering)

(1) 고주파 차단 필터링과는 반대의 작용을 한다. 이 필터는 저주파 성분은 손대지 않고, 고주파 성분은 강화시킨다.

(2) 고주파 성분을 증가시킬 때 노이즈도 같이 증가하므로 영상의 노이즈가 증가되는 역작용이 수반된다.

−1	−1	−1
−1	9	−1
−1	−1	−1

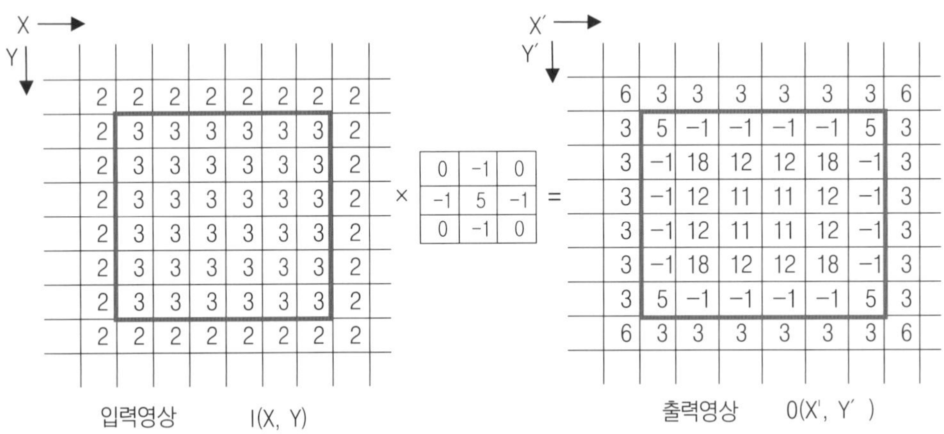

그림 4-4-2. 고주파 필터링 전 · 후의 픽셀 값의 변화

Ⅲ. 실험기기 및 재료

1) 디지털영상처리 소프트웨어

2) 판독용 모니터

Ⅳ. 실험방법

(1) Microsoft Visual C++을 이용하여 영상을 불러온다.

(2) 저역 통과 필터와 고역 통과 필터를 각각 사용하여 각각의 영상을 얻는다.

V. 실험결과의 예

1) 저역통과 필터링 결과 예

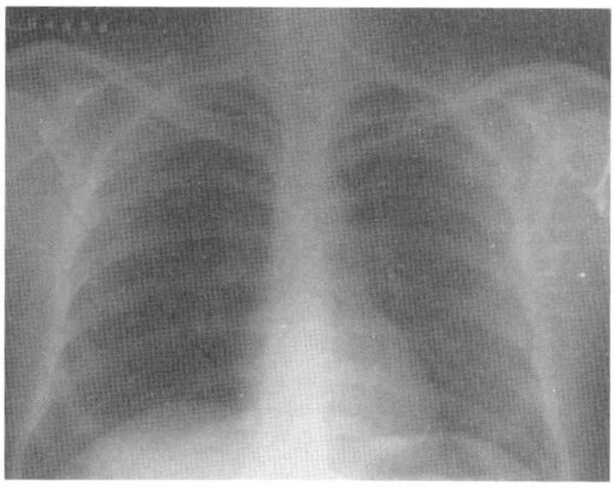

(A) 원영상

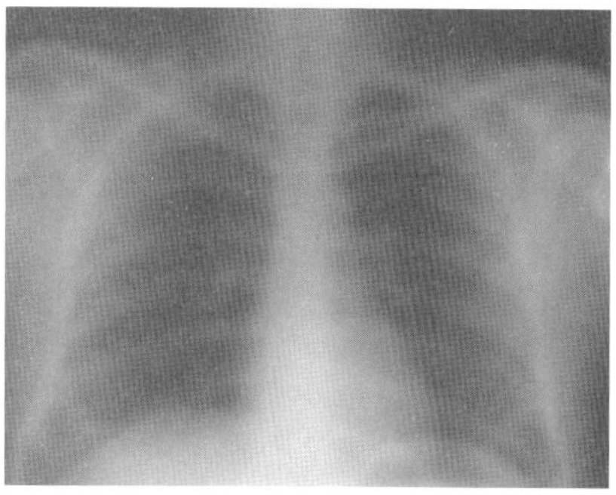

(B) 처리영상

그림 4-4-3. 저역통과 필터링의 결과

2) 고역통과 필터링 결과 예

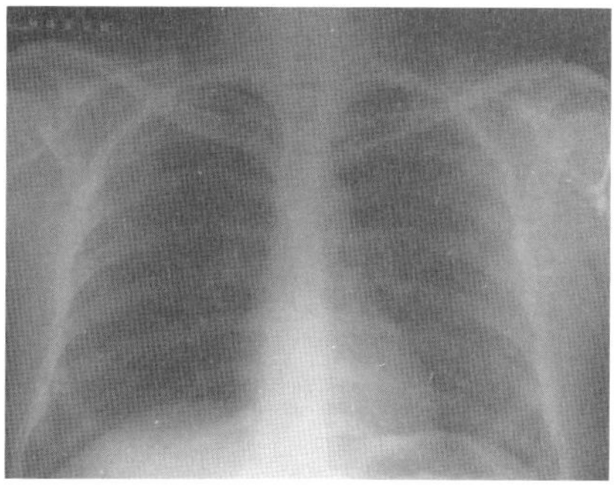

(A) 원영상

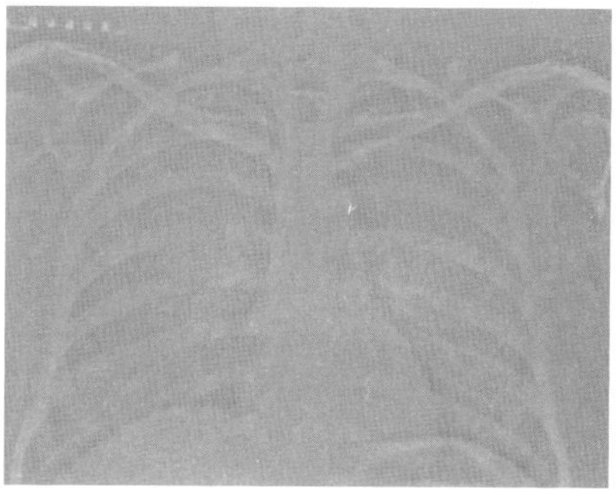

(B) 처리영상

그림 4-4-4. 고역통과 필터링의 결과

VI. 참고문헌

1) 참고자료

1. 의료영상정보연구회(2008), 의료영상정보학, 청구문화사.
2. Ingrid Daubechies, et al.(1998), "Factoring Wavelet Transforms into Lifting Steps", Journal of Fourier Analysis and Applications.

3. Brian Cabral, et al.(1993), "Imaging Vector Fields Using Line Integral Convolution", Proceedings of the 20th annual conference on Computer graphics and interactive techniques.

2) 권장실험

- 다양한 필터 적용 후 영상의 변화 관찰

4-5. Energy subtraction

Ⅰ. 실험목적

영상 처리방법 중에 간단하면서도 효과가 뛰어난 영상처리 방법으로 한 개의 영상에서 에너지 차이에서 오는 영상의 효과를 얻어내는 방법이다.

Ⅱ. 관계이론

1) 에너지가 다른 엑스선으로 서로 다른 영상을 만들고, 그 영상들 사이에서 감산 처리영상을 얻은 후 진단에 필요한 부분(혈관, 뼈)만 추출하는 방법이다.
2) 엑스선 선질에 의한 인체 조직의 흡수 차를 이용한다. CR에서 이용하는 에너지 감산처리는 동일 부위에 두 가지의 다른 엑스선 에너지를 조사하는 dual exposure법과 하나의 카세트에 두 개의 영상판을 넣고 그 사이에 금속 필터를 삽입한 후에 엑스선을 1회 조사하여 분리된 에너지를 이용하는 single exposure 법이 있다.
3) 일반적으로 single exposure 법의 경우 금속 필터의 전면 영상판에서는 저에너지의 영상을 얻고 후면 영상판에서는 고에너지 영상을 얻어 그 두 영상 사이에서 감산상을 만들어 진단에 필요한 연부조직 성분 또는 뼈 성분을 묘출한다.
4) Single exposure 법의 특성은 촬영이 간단하고 인체의 움직임에 의한 artifact가 없다. 그러나 통상적인 선량을 사용할 경우 입상성이 만족스럽지 못한 점이 지적되고 있다. 이러한 문제의 개선을 위해 연부조직 영상과 뼈 영상을 서로 바꾸어 재처리하는 특수 알고리즘이 이용된다.

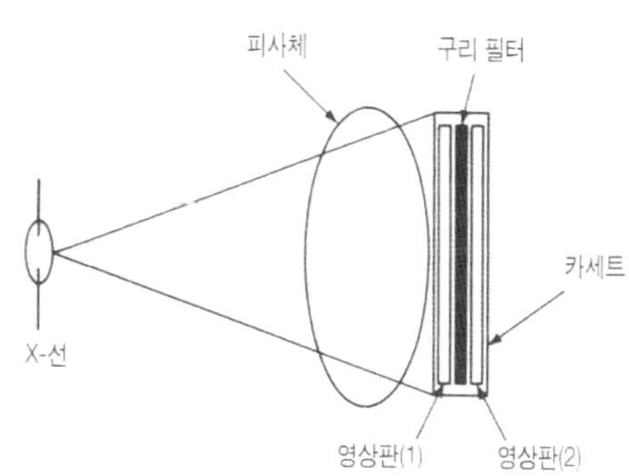

그림 4-5-1. Single exposure 에너지 subtraction 기법의 영상획득

Ⅲ. 실험기기 및 재료

1) 인체형 팬텀
2) 판독용 모니터
3) 카세트와 2개의 영상판

Ⅳ. 실험방법

1) 카세트에 두 개의 영상판을 삽입하고 그 영상판 사이에 구리필터를 넣는다.
2) 엑스선을 1회 조사하여 각각 다른 에너지를 흡수한 영상을 얻는다.
3) 얻어진 두 영상 사이에서 감산상을 만들어 필요한 연부 조직 또는 뼈를 검출한다.

Ⅴ. 실험결과의 예

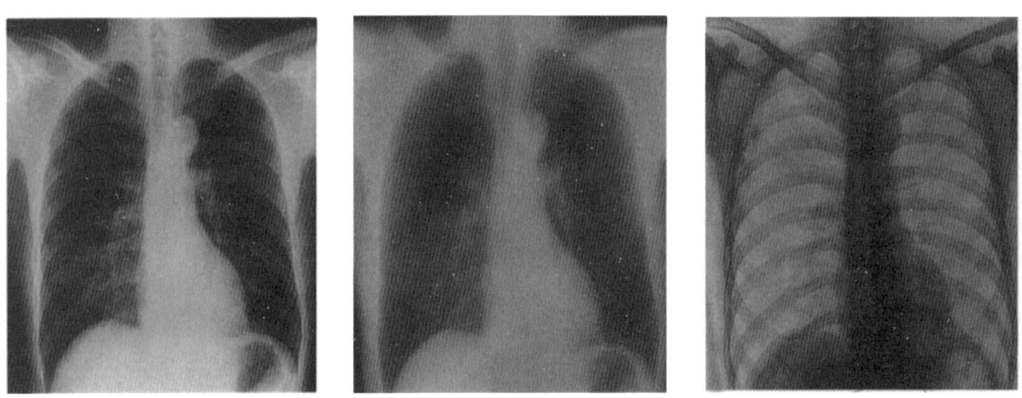

(A) 단순상 (B) 연부 조직상 (C) bone 영상

그림 4-5-2. Energy subtraction 영상

Ⅵ. 참고문헌

1) 참고자료

1. 의료영상정보연구회(2008), 의료영상정보학, 청구문화사.
2. John M. Sabol(2001), "Development and characterization of a dual-energy subtraction imaging system for chest radiography based on CsI, Tl amorphous silicon flat-panel technology", Proceeding of SPIE.
3. Shaw CC, et al.(1992), "Comparison of three different techniques for dual-energy subtraction imaging in digital radiography, a signal-to-noise analysis", Journal of digital imaging.

2) 권장실험

- 반전을 이용한 혈관영상 획득

4-6. Temporal subtraction

Ⅰ. 실험목적

영상 처리방법 중에 간단하면서도 효과가 뛰어난 영상처리 방법으로 한 개의 영상에서 시간 차이에서 오는 영상의 효과를 얻어내는 방법이다. 이 방법에서 중요한 것은 두 영상의 움직이지 않는 부분의 위치 및 픽셀 값을 일치시키는 것이다.

Ⅱ. 관계이론

촬영검사 시기가 다른 두 매의 흉부영상으로부터 이 기간 중에 출현한 새로운 병소음영이나 이미 존재하는 음영의 변화분만을 추출하는 기법이다. 예를 들면, 폐암의 집단검진의 경우 금년에 촬영한 영상(현재영상)으로부터 작년 촬영한 영상(과거영상)을 subtraction하면 금년에 출현한 미세한 폐암음영을 확실히 발견할 수 있다. 그러나 촬영시기, 촬영조건, 환자체위 및 호흡 등의 조건이 달라지는 관계로 artifact가 발생할 수 있다. 그러므로 먼저 평활화된 저해상도 영상을 사용하여 과거영상을 평행 및 회전이동으로서 두 영상간의 위치를 맞춘다. 폐야부의 영상은 과거영상과 현재영상에서의 차를 영상의 변형 warping으로 일치시킨다. 이와 같은 기법을 template matching이라 한다.

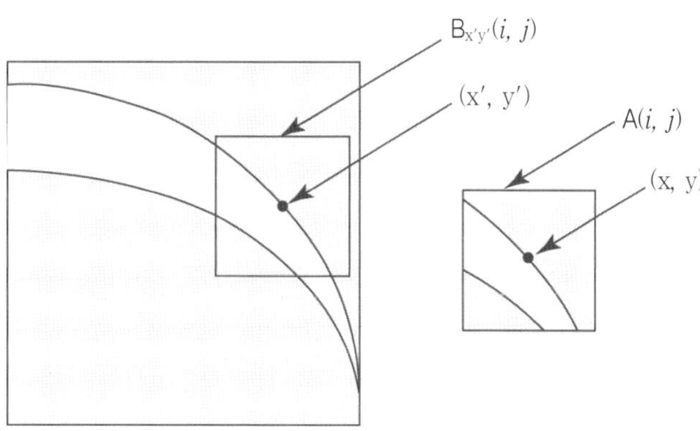

그림 4-6-1. 국소이동량 결정을 위한 local matching

국소의 이동량은 현재 영상에서 얻은 template 영상 A를 과거영상의 탐색영역내에서 일정한 상호상관이 최대가 될 수 있도록 하는 이동량으로부터 구할 수 있음

Ⅲ. 실험기기 및 재료

1) 조영제
2) 판독용 모니터
3) 모의 혈관
4) Marker

Ⅳ. 실험방법

1) 먼저 IP changer와 조영제를 급속 주입할 수 있는 injector를 사용하여 동일 부위의 조영제 주입 전 영상(마스크 영상)과 주입 후의 영상(live 영상)을 촬영한다.
2) 촬영 시 IP changer 상판에 자동 위치 설정을 위해 금속제의 위치 설정용 표지(marker)를 둔다.
3) 촬영 후 영상 판독장치는 소거상의 잔상을 작게 하기 위하여 판독 관용도 및 감도를 마스크 영상에서 결정한 것으로 고정하여 자기 디스크에 기록한다.
4) 감산처리를 위한 마스크 영상 및 live 영상을 선택한 후 marker의 중심 좌표를 기준으로 마스크 영상 및 live 영상의 좌표 차이로부터 자동적인 위치설정을 행한다. 이는 subtraction후 발생할 수 있는 misregistration artifact를 줄이기 위함이다. 다음의 식에 의해 subtraction 영상을 구한다.

$$Dsub = DM - DL + 512$$

여기서 DM은 마스크 영상, DL은 live 영상을 의미한다. 최종적으로 얻은 subtraction 영상 의 히스토그램의 최대치(QLP)로 배경 농도의 보정을 행한다. 이를 식으로 나타내면 다음과 같다.

$$D = Dsub + (C - QLP)$$

5) 그림은 디지털 감산영상의 히스토그램을 나타낸다.

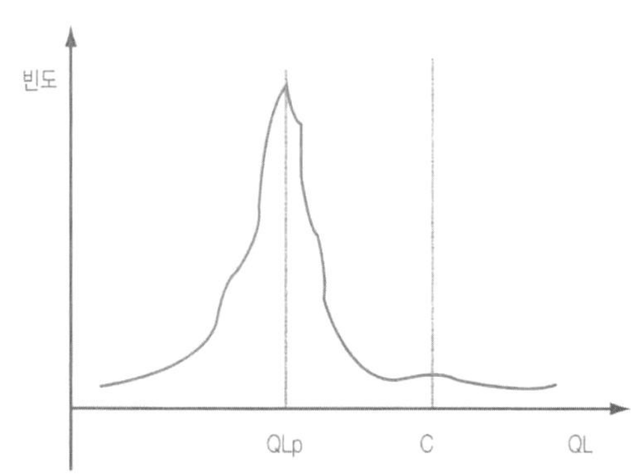

그림 4-6-2. 디지털 감산영상의 히스토그램

V. 실험결과의 예

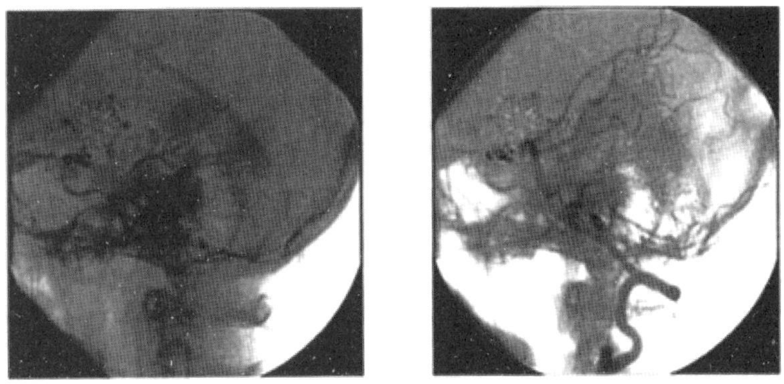

(A) 조영전의 마스크 영상　　(B) 조영후의 영상

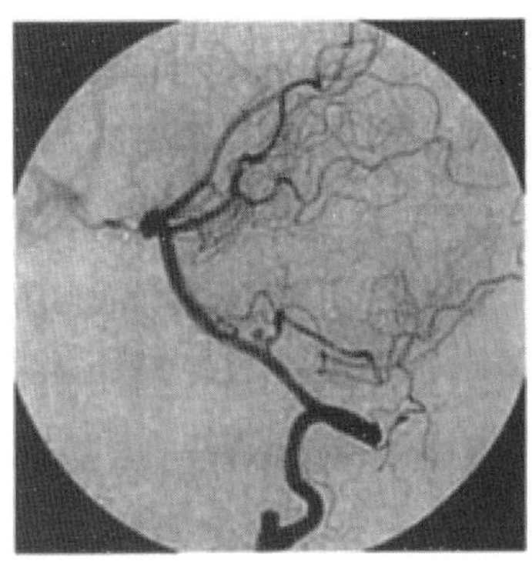

(C) 감산처리 영상

그림 4-6-3. DSA의 시간 감산 영상

VI. 참고문헌

1) 참고자료

1. 의료영상정보연구회(2008), 의료영상정보학, 청구문화사, 2008.
2. Matthew C. Difazio(1997), "Digital Chest Rdadiography, Effect of Temporal Subtraction Images on Detection Accuracy", Radiology.
3. Ishida T, et al.(1999), "Application of temporal subtraction for detection of interval changes on chest radiographs, improvement of subtraction images using automated initial image matching", Journal of digital imaging.

4-7. 계조처리

Ⅰ. 실험목적

흉부영상에서는 엑스선 흡수가 낮은 공기(폐야부), 중정도의 연부조직(횡격막 및 종격부), 가장 높은 뼈(늑골이나 척추) 등이 포함되어 있어 흉부의 모든 영역을 최적으로 나타내는 것은 거의 불가능하기에 흉부영상의 계조처리를 통해 횡격막이나 종격이 겹치는 폐를 선명하게 나타내기 위함이다.

Ⅱ. 관계이론

표 4-7-1. CR의 계조형태(GT)의 종류와 용도

형 태	용 도	대조도
A	넓은 관용도를 갖는 ENHANCED IMAGE 용이다.	선 형
B-J	견부와 족부를 공통적으로 변화시키며, 중농도부는 L=2.2에서 필름 · 스크린의 Rx필름의 감마치와 동등하게 되도록 설정한다. 거의 모든 부위에 사용된다. E type : chest 용	비선형
K-L	좁은 대조도의 subtraction의 처리시 사용된다.	비선형
M	흑백 반전(reveres type)용이다.	선 형
N	위조영촬영과 같이 농도 변화에 기복이 많은 부위에 사용된다.	비선형
O	bone를 보기위해 사용된다. L=2.0에서 필름 · 스크린 시스템의 Rx-OH 필름의 계조와 유사하다.	비선형
P	주로 흉부의 좁은 음영에 대해서 최적화 시킨 비선형 계조이며, L=2.0에서 필름 · 스크린 시스템의 HR-S필름의 계조와 유사하다.	비선형

Ⅲ. 실험기기 및 재료

1) 디지털영상처리 소프트웨어

2) 판독용 모니터

Ⅳ. 실험방법

영상판독기(image reader)에서 디지털화된 신호 QL(영상 프로세서로 가는 입력 영상신호)을 비선형 변환 곡선에서 기본 계조 형태(gradation type)인 GT를 기본으로 원하는 농도(GS)와 대조도(GA, GC)로 조절함으로써 영상 프로세서의 출력 영상신호 QV로 변환하는 것이다.

$$QV=f(QL)$$

종래의 필름/스크린 촬영법에서 농도나 대조도의 변경을 위해서는 노출 시 mA를 변경함으로서 엑스선 광자의 양을 변경하거나, 스크린과 필름의 조합을 변경 하거나, 현상처리를 변화함으로써 가능하였다. 그러나 CR 시스템의 농도를 변경하고자 할 경우는 계조 이동(gradation shift)을 변화시키는 방법을 주로 사용하며, 대조도의 변경을 위해서는 회전량(gradation amount)을 압축(compression)하거나, 신장 (expansion)시킨다. 비선형 변환곡선은 계조 형태, 기울기 변량, 기울기중심, 기울기이동의 4가지 요인에 의해 정해지며 이들의 조합에 의해 처리조건이 설정될 수 있다.

1) 기울기변량(gradation amount)과 기울기중심(gradation center)

(1) 비선형 변환곡선을 제어하는 파라미터들로서 두 파라미터의 변환으로 계조 형태를 변환시킨다. 기울기변화는 비선형 변환곡선의 경사를 나타낸다.

(2) 그림 4-7-1에서 GA를 크게 하는 변환한 것을 expansion, GA를 작게 하는 변환한 것을 compression이라고 하며, 곡선의 중심을 회전 중심(GC)이라고 한다.

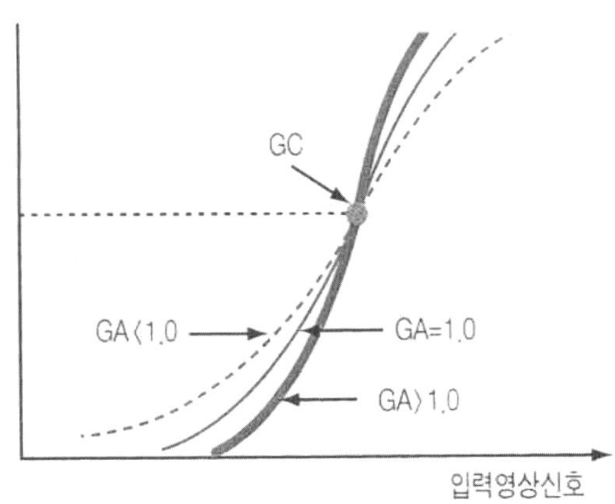

그림 4-7-1. 회전량의 변환과 회전 중심

2) 계조이동(gradation shift, GS)

1) 특성곡선을 가로축으로 평행하게 이동하여 전반적인 시각 농도를 변화시킨다.
2) 그림 4-7-2에서 곡선을 왼쪽으로 이동(GS를 크게 함)시키면 입력 픽셀에 비해 높은 출력 픽셀을 얻을 수 있으며 영상의 농도가 전반적으로 어두워지는 효과를 나타낸다.

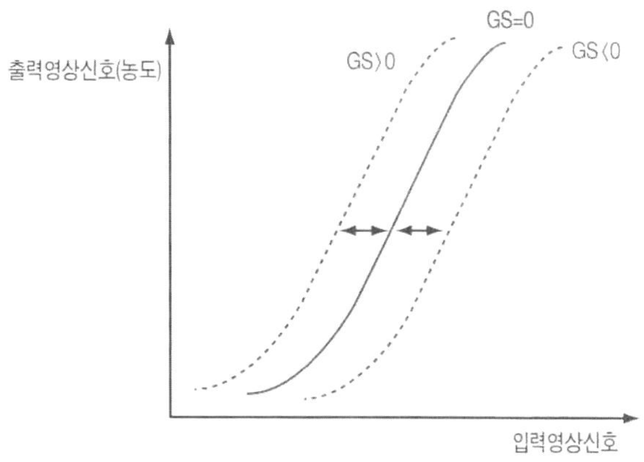

그림 4-7-2. 계조편향의 예

V. 실험결과의 예

방법 1) 기울기(회전량) 변화에 의한 흉부영상의 계조처리

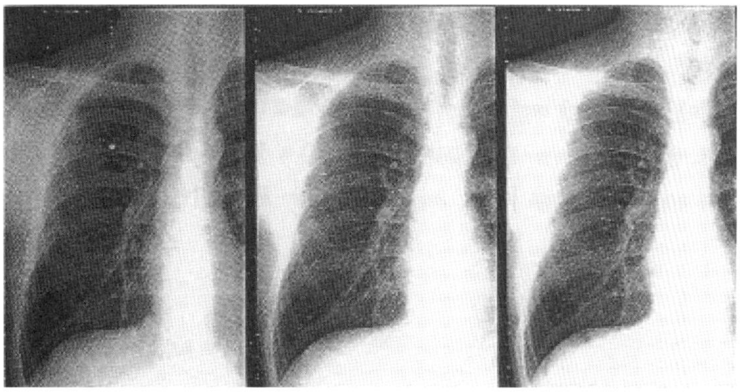

(A) GA〈1.0 (B) GA=1.0 (C) GA〉1.0

그림 4-7-3. 비선형 직선의 기울기를 증가시켜 처리된 영상

그림 4-7-3의 (A)~(C)는 비선형 직선의 기울기를 증가시켜 처리된 영상의 결과로 대조도가 증가됨을 알 수 있다.

방법 2) 계조이동(gradation shift) : window 중심(level)의 이동처리

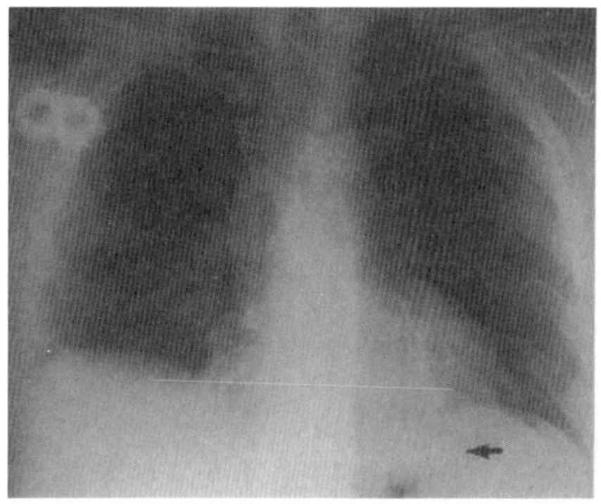

(A) original 영상

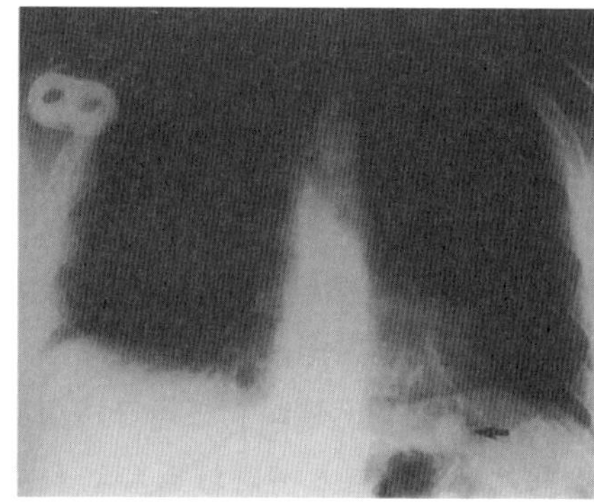

(B) windowing 처리 영상

그림 4-7-4. 흉부영상의 windowing

횡격막의 겹치는 부위에 있는 결절상음영(화살표)이 선명하게 나타남. 위 그림은 계조편향에 따른 실제 흉부 영상의 계조차를 나타내며 GS를 크게 할수록 (B)의 영상을 얻는다.

VI. 참고문헌

1) 참고자료

1. 의료영상정보연구회(2008), 의료영상정보학, 청구문화사.
2. Kato, et al.(1981), "Gradation processing method and apparatus for radiation image recording system".
3. Kaoru Imao(1989), "Gradation processing method for color images".

2) 권장실험

- 단계별 계조처리 적용

4-8. Edge 검출 필터

Ⅰ. 실험목적

디지털 영상에서 Edge는 영상인식 분야에서 인식 기술적인 측면에서 간단하고 유용한 방법으로 널리 사용된다. 객체 내 경계의 넓이와 형태에 따라 구성되는 다양한 Edge의 형태에 대하여 간단한 Egde 검출 필터, 1차 미분 필터, 2차 미분 필터를 사용하여 Edge를 검출해 본다.

Ⅱ. 관계이론

1) Edge는 가장 자리, 경계선 또는 윤곽선이다.

(1) 영상처리 분야에서 객체인식, 영상분할, 컴퓨터 비전 분야에서 자주 사용

(2) 영상의 밝기가 낮은 값에서 높은 값으로, 또는 이와 반대로 변하는 지점에 존재하는 부분을 가리킨다.

(3) 영상 안에 있는 객체의 경계(boundary)를 가리키는 것

(4) 모양(shape)과 방향성(direction) 등 중요 정보를 내포 함

2) 기본적인 Edge 패턴

(1) Line Edge

밝기의 값이 변하는 특정 구간을 지나 다시 원래의 값으로 돌아오는 부분

(2) Roof Edge

잡음 제거 후의 라인 에지 부분

(3) Step Edge

밝기의 값이 갑자기 변하는 부분

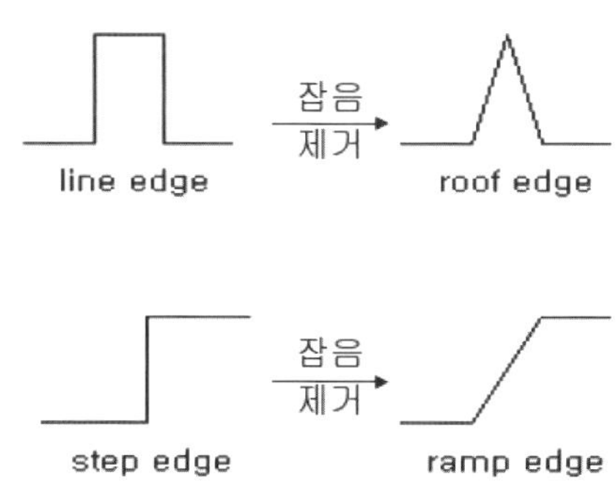

그림 4-8-1. 기본적인 edge 패턴

(4) Ramp Edge

잡음 제거 후의 스텝 에지 부분

3) Edge 추출

Edge에 해당하는 화소를 찾는 과정

4) Edge 개념

(1) 간단한 Edge 추출 기법

① 연산 자체가 빠름
② 유사 연산자(homogeneity operator)와 차 연산자(difference operator)가 있음
③ 이 두 방법으로 얻은 Edge를 강화하거나 약화시키는 추가적인 임계값을 처리하는 방법이 있음

(2) 미분을 이용한 에지 검출방법

① Edge가 화소의 밝기 변화율에 관여한다는 것
② 1차 미분을 이용한 검출방법과 2차 미분을 이용한 검출방법이 있음
③ 2차 미분을 이용한 검출방법은 1차 미분으로 얻은 결과에 미분을 한번 더 추가하여 Edge 검출 능력을 향상시킨 것

Ⅲ. 실험기기 및 재료

1) Image file(*.raw)
2) Microsoft Visual C^{++}

Ⅳ. 실험방법

1) 간단한 edge 검출기

(1) 화소간의 차이를 이용하는 것
(2) 이동과 차분(shift and difference)
화소의 위치를 위쪽, 아래쪽, 왼쪽, 오른쪽으로 하나씩 이동시킨 뒤 원래 화소에서 이동 위치의 화소를 빼서 edge를 구함

0	0	0
−1	1	0
0	0	0

(a) 수직 에지 검출 마스크

0	−1	0
0	1	0
0	0	0

(b) 수평 에지 검출 마스크

그림 4-8-2. 수직, 수평 에지 검출 마스크

2) 1차 미분을 이용한 검출방법

(1) 원 영상 밝기의 변화량에 기초하여 필터링

(2) 영상 내 3×3 블록을 추출한 것이 아래와 같다고 가정하면

(x−1,y−1)	(x,y−1)	(x+1,y−1)
(x−1,y)	(x,y)	(x+1,y)
(x−1,y+1)	(x,y+1)	(x+1,y+1)

x 방향 미분 =〉

X 방향 미분
→ f(x) = f(x+1,y) − f(x,y)
Y 방향 미분
→ f(y) = f(x,y+1) − f(x,y)

(3) 1차 미분에 의한 Edge 추출법

① 수평방향 미분(x 방향 미분)

어느 한 점 f(x,y)를 기준으로 할 때, x좌표는 같고, y 좌표만 f(x,y)상하에 해당하는 화소들의 차이 값을 구함

G(x)=f(x,y−1)−f(x,y+1)

② 수직방향 미분(y 방향 미분)

어느 한 점 f(x,y)를 기준으로 할 때, y 좌표는 같고, x 좌표만 f(x,y) 좌우에 해당하는 화소들의 차이 값을 구함

G(y)=f(x−1,y)−f(x+1,y)

③ 1차 미분에 의한 추출된 영상은 Edge=｜G(x)｜+｜G(y)｜

3) 2차 미분

(1) 2차 미분은 점차적으로 밝기 값이 변하는 부분에 반응하는 것을 둔화시킴과 동시에 Edge를 더욱 강조

(2) 검출된 Edge의 윤곽선들이 폐곡선을 이룸

(3) 2차 미분 알고리즘 : 라플라시안(Laplacian), LoG, DoG

(4) 1차 미분을 다시 한 번 미분하는 방법으로 Edge의 강도만 검출

(5) 라플라시안(laplacian)

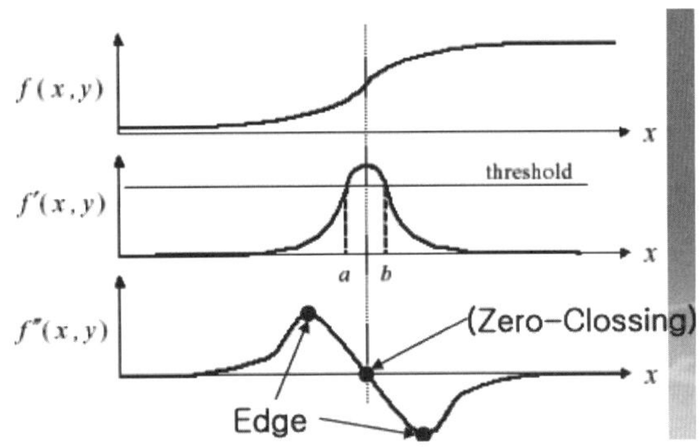

그림 4-8-3. 라플라시안 패턴

① Edge 부분에 '+'→'−', '−', '+'로 변하는 부분을 갖는다. 즉, 2개의 Edge를 갖게 된다.
=> 영교차(Zero-Clossing)이라 함

② 잡음에 약하고, Edge보다는 영상 안의 가는 선이나 고립점에 강하게 반응

(6) LoG(Laplacian of Gaussian)

① 가우시안 스무딩 필터링 적용 후 라플라시안 적용

② 표준편차를 크게 잡으면
- 스무딩 효과는 크지만, 뚜렷한 Edge만 추출(넓게 검출)

③ 표준편차를 작게 잡으면
- 스무딩 효과는 작아지나 미세한 Edge도 추출(좁게 검출)

④ LoG는 표준편차의 크기에 따라 필터링 결과가 달라지고, 마스크 크기 설정 문제로 시간이 많이 걸린다.

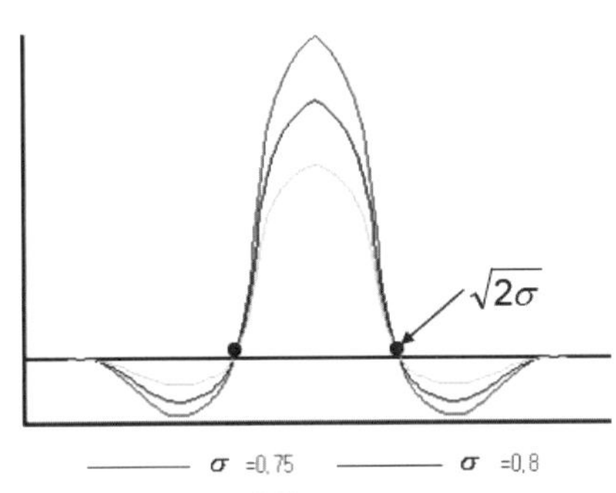

그림 4-8-4. LoG 패턴

(7) DoG(Difference of Gaussian)

① LoG의 단점을 보완하면서 LoG와 유사한 기능을 하는 알고리즘. 계산시간을 줄이면서 각 표준편차의 값을 조절함으로써 결과를 다르게 얻을 수 있다.

② 다른 표준편차를 가진 두 개의 가우시안 마스크를 차 연산한 마스크로 영상을 회선함으로써 수행

③ DoG 적용방법

$$D_o G(x,y) = \frac{1}{2\pi\sigma_1^2} e^{-\frac{(x^2+y^2)}{2\sigma_1^2}} - \frac{1}{2\pi\sigma_2^2} e^{-\frac{(x^2+y^2)}{2\sigma_2^2}}$$

단, $\sigma_1 < \sigma_2$

V. 실험결과의 예

1) 1차 미분

(1) Sobel

① 마스크 계수의 합=0, 모든 방향 Edge 추출

② 돌출한 화소값을 비교적 평균화 하므로 잡음에 대체로 강함

③ 수직, 수평 방향 edge 보다 대각선 방향 edge에 더 민감

-1	0	1
-2	0	2
-1	0	1

수직 마스크

1	2	1
0	0	0
-1	-2	-1

수평 마스크

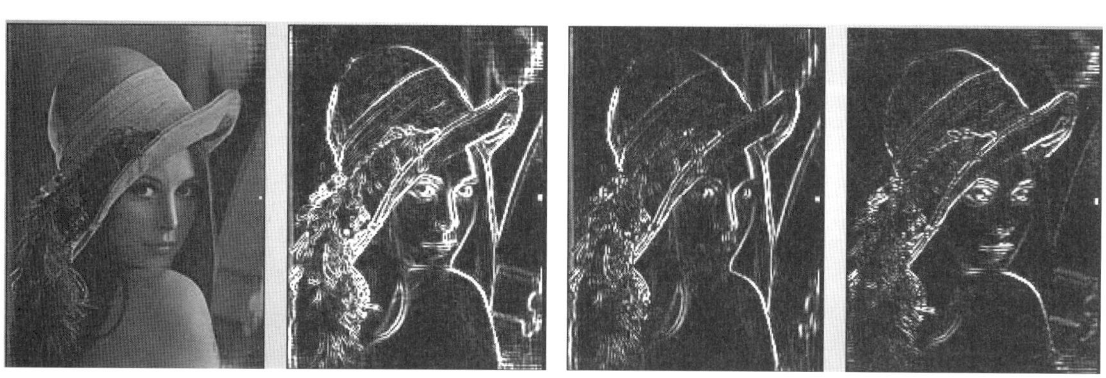

원 영상 Sobel Edge Horizontal Edge Vertical Edge

그림 4-8-5. Sobel 처리 영상

(2) 프리윗

① 응답 시간이 조금 빠름

② 소벨에 비해 밝기 변화에 비중을 덜 줌

→ Edge가 덜 부각

③ 수직, 수평 방향 Edge에 민감하게 반응

-1	0	1
-1	0	1
-1	0	1

수직 마스크

1	1	1
0	0	0
-1	-1	-1

수평 마스크

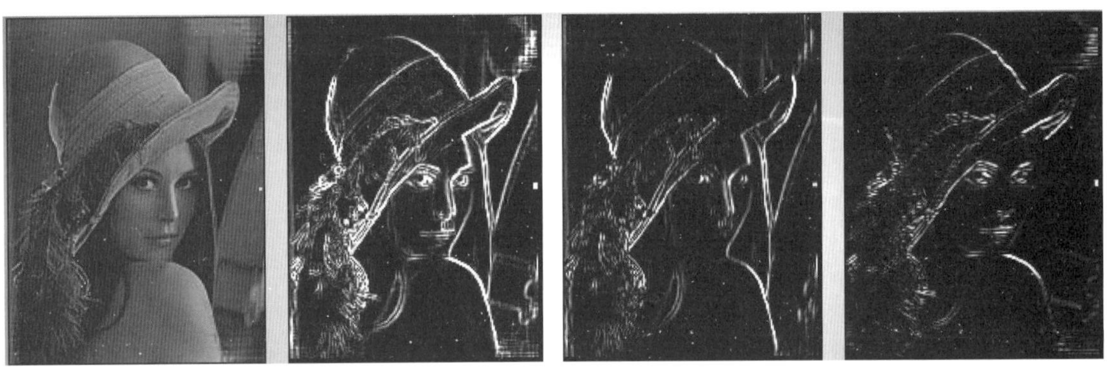

그림 4-8-6. 프리윗 처리 영상

(3) 로버츠

① 크기가 작아 매우 빠른 속도로 동작함

② 돌출된 값을 잘 평균할 수 없으며, 잡음에 민감

-1	0	1
-1	0	1
-1	0	1

대각선 마스크 1

-1	0	1
-1	0	1
-1	0	1

대각선 마스크 2

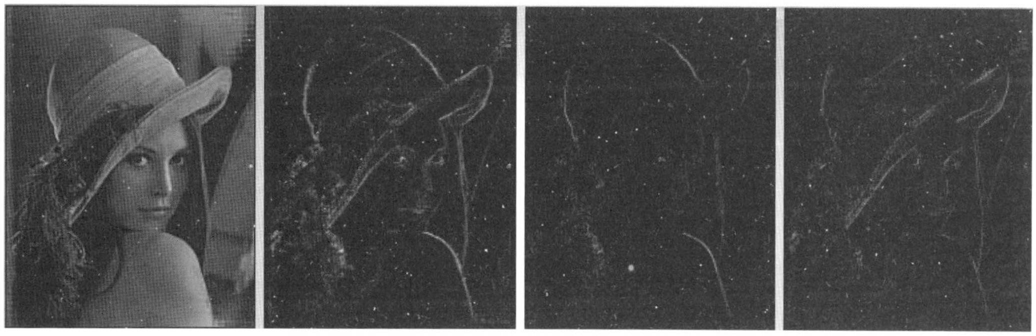

원 영상 로버츠 Edge 대각선 Edge 1 대각선 Edge 2

그림 4-8-7. 로버츠 처리 영상

2) 2차 미분

(1) 라플라시안(Laplacian)

라플라시안 마스크 1

0	−1	0
−1	4	−1
0	−1	0

4방향

0	1	0
1	−4	1
0	1	0

4방향

라플라시안 마스크 2(Bi-Laplacian)

−1	−1	−1
−1	8	−1
−1	−1	−1

8방향

1	−2	1
−2	4	−2
1	−2	1

8방향

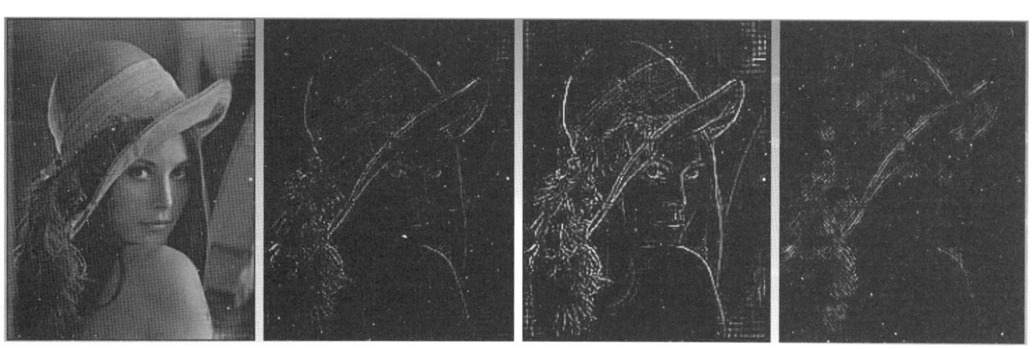

원 영상 라플라시안 4방향 라플라시안 8방향 Bi-Laplacian 8방향

그림 4-8-8. 라플라시안 처리 영상

(2) LoG(Laplacian of Gaussian)

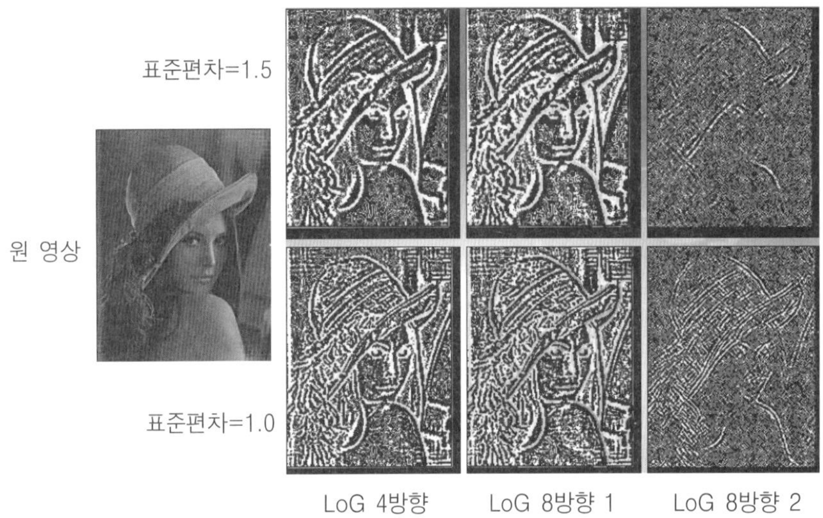

그림 4-8-9. LoG 처리 영상

(3) DoG(Difference of Gaussian)

표준편차의 차이에 따른 DoG Edge 추출 결과(σ1=0.5)

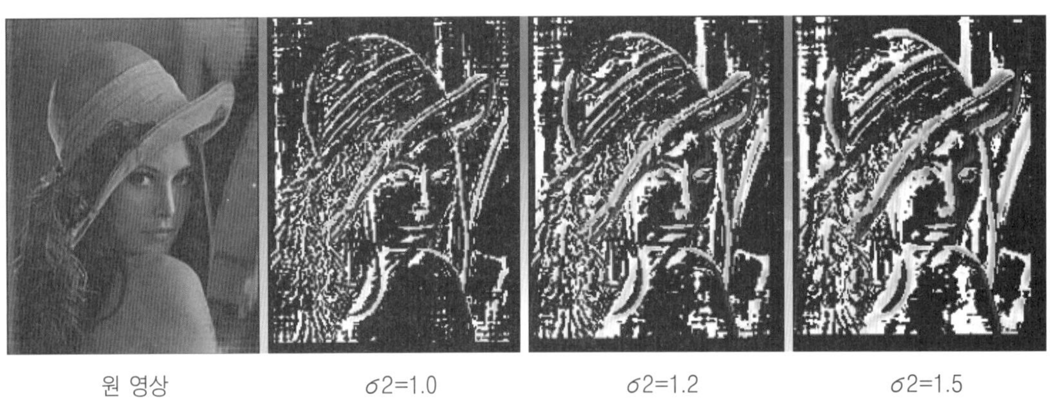

그림 4-8-10. DoG 처리 영상

Ⅵ. 참고문헌

1) 참고자료

1. 의료영상정보연구회(2008), 의료영상정보학, 청구문화사.
2. D. Marr, et al.(1980), "Theory of Edge Detection", Proceeding of the Royal Society of London.
3. Canny, et al.(1986), "A computational Approach to Edge Degection", IEEE transactions on Pattern Analysis and Machine Intelligence.
4. Pieter G., et al.(2001), "Cosmic-Ray Rejection by Laplacian Edge Detection", Astronomical Society of Pacific.

2) 권장실험

- 다양한 필터 적용시켜 영상 비교

제5장
디지털의료영상 응용실험

실험항목

- 5-1. Noise에 의한 응용실험
- 5-2. SNR에 의한 응용실험
- 5-3. CNR에 의한 응용실험
- 5-4. 필터링에 의한 응용실험

5-1. Noise에 대한 응용실험

Ⅰ. 실험목적

Noise를 정의하고 측정하여 영상의 질에 미치는 인자를 이해한다.

Ⅱ. 관계이론

1) Noise 정의

CT에서 노이즈에 연관되는 중요한 인자로는 선량(mAs)이고 스캔시 너무 적은 선량을 사용하면 검출되는 광자수의 부족으로 인해 양자 노이즈(quantum noise)가 발생한다. 이는 SNR을 저하시키고 영상을 대조도 분해능을 감소시킨다.

Noise는 표준편차로 정의한다.

2	-2	-3	0	-6	-6	1	0
4	1	2	5	-1	1	5	3
2	-1	0	5	0	0	2	1
-1	-1	-2	0	0	1	0	0
1	1	-2	-1	1	-1	-4	-2
-2	2	-1	0	1	-1	-3	0
6	-3	2	1	-4	3	1	4
3	4	2	-4	-3	-1	-2	-5

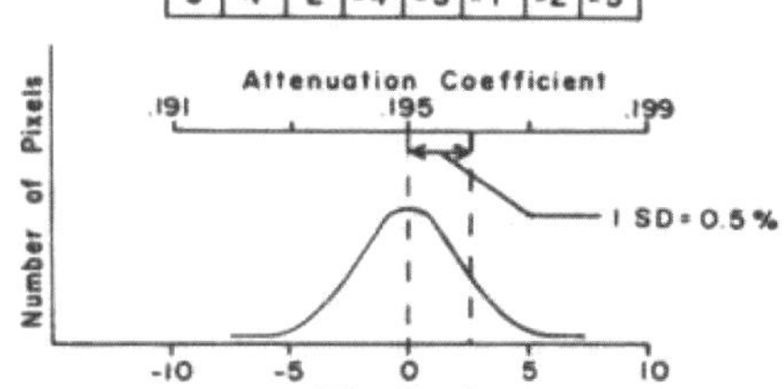

그림 5-1-1. 노이즈 측정

$$SD = \sqrt{\frac{\sum_{i=1}^{n}(x_i - \bar{x})^2}{n-1}}$$

- n : 전체 화소의 수
- $\bar{x}$: 화소들의 CT number의 수
- x_i : 각각의 화소에 대한 CT number

양자노이즈는 각 detector cell이 측정하는 광자의 한정된 수에 기인하고 균일한 gray를 가져야 할 영상이 실제로는 양자 노이즈에 의해 snowy effect를 나타낸다.

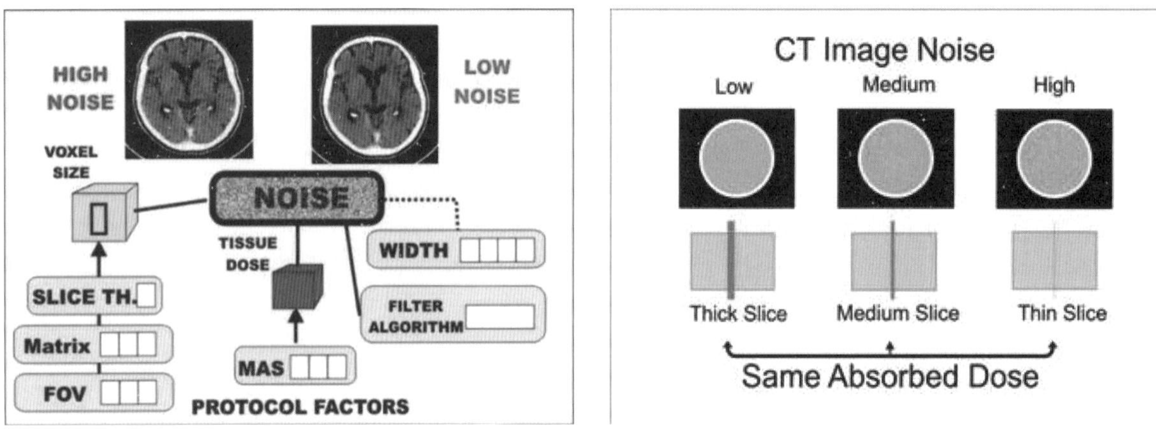

그림 5-1-2. 노이즈에 연관되는 인자(a)와 slice 두께에 따른 CT image noise(b)

2) 노이즈의 측정

- 실제방사선영상에서 정상과 병리학적 소견을 갖는 조직의 감약계수 차이는 적게 나타남
- 저대조도 물질에 대한 식별능력을 저하시키는 중요한 요인 중의 하나인노이즈측정은 CT장치의 성능평가에서 중요한 의미를 가짐
- 측정하고자 하는 관심부위의 크기에 따라 차이가 발생하므로 통계적인 정확성을 유지하기 위해 적어도 25개 이상의 충분한 픽셀에서 표준편차로 표시되어야 함

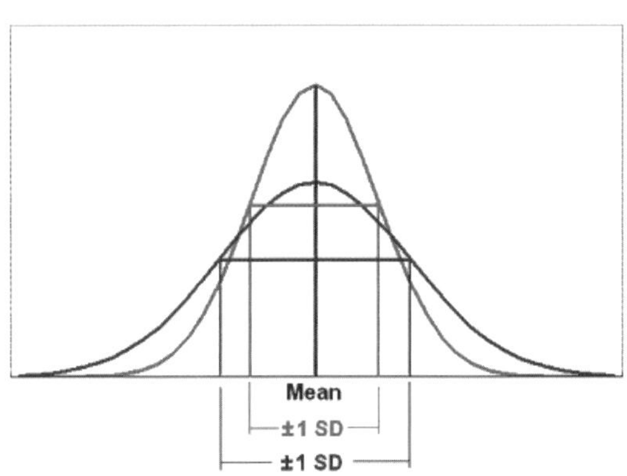

그림 5-1-3. 노이즈 측정 표시

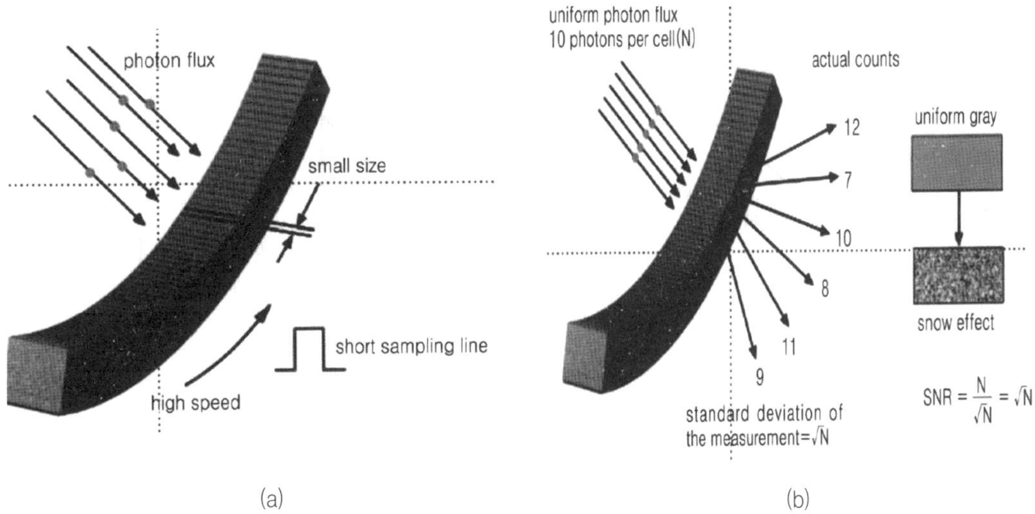

그림 5-1-4. 양자 노이즈에 의한 snowy effect

Ⅲ. 실험기기 및 재료

1) 3D 프로그램
2) CT workstation
3) Matlab
4) ImageJ

Ⅳ. 실험방법

1) 노이즈를 측정방법

- 물팬텀을 일정한 파라메터를 사용하여 스캔한 후 팬텀영상의 중앙부에 ROI를 그려 특정 개수 이상의 CT number의 표준편차로 얻는 방법
- 물팬텀 중앙부의 CT number의 표준편차를 CT scale factor로 나누고 100을 곱하여 노이즈율(noise rate)로 나타내는 방법
- 마지막으로 % σμW인데 이는(σavg x CS x 100)/μW로 나타냄

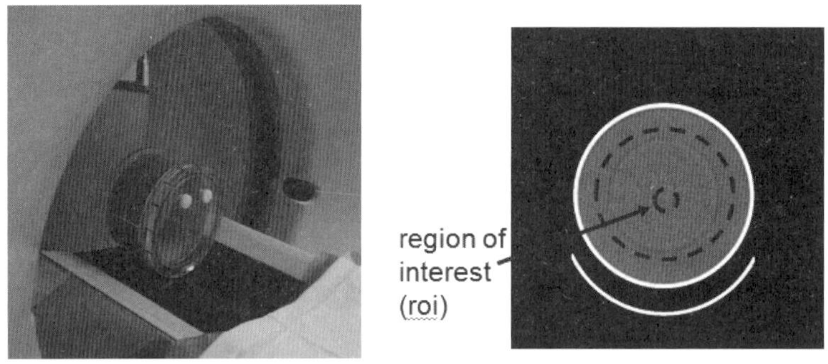

- Axial or helical scan
- Noise = standard deviation (σ) of CT number in roi

그림 5-1-5. 팬텀 스캔에서의 noise 측정

2) 노이즈 지표

- Contrast to noise ratio(CNR)
- Signal to noise ratio(SNR)
- Peak signal to noise ratio(PSNR)
- Mean square error(MSE)

V. 실험결과의 예

1) 획득된 노이즈 및 HU

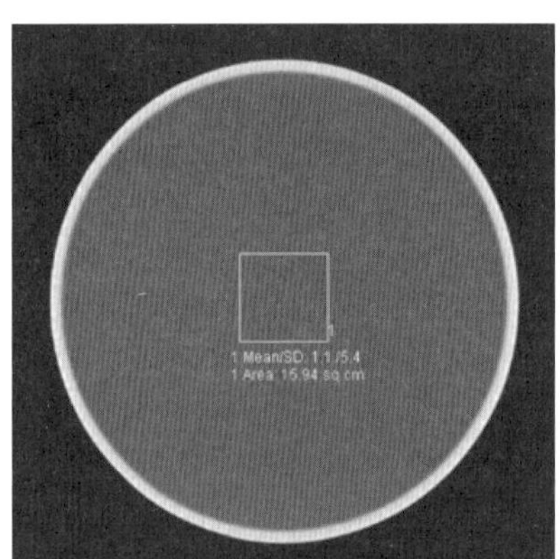

그림 5-1-6. 측정된 노이즈와 HU

VI. 참고문헌

1) 참고자료

1. 의료영상정보연구회(2008), 의료영상정보학, 청구문화사, 184~185.
2. AAPM Report # 39 Specification and Acceptance Testing of Computed Tomography Scanners.
3. Polacin A; Kalender WA; Marchal G(1992). Evaluation of section sensitivity profiles and image noise in spiral CT. Radiology, Oct, 185(1) : 29~35.

2) 권장실험

- 다양한 modality에서 노이즈 측정
- ImageJ에서 노이즈 측정

  Analyze 〉 Set Measurements

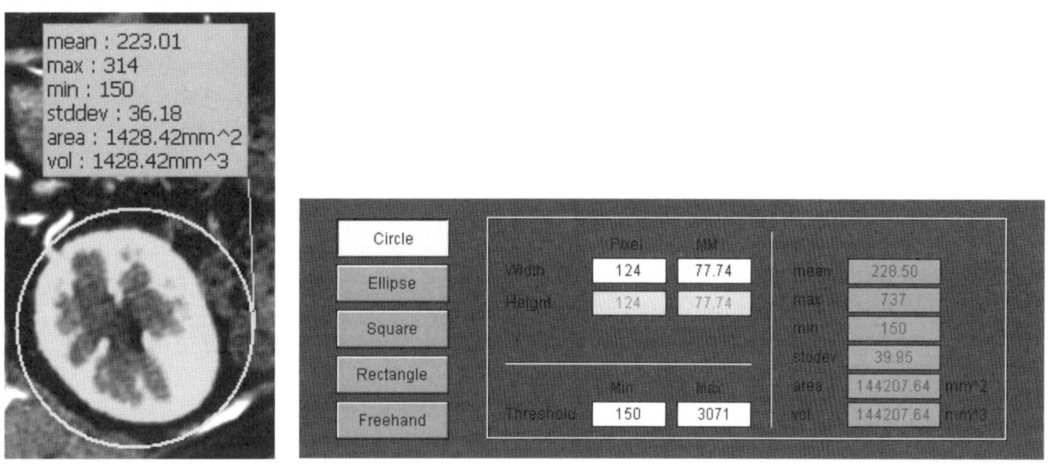

그림 5-1-7. 3D 프로그램에서 노이즈 측정

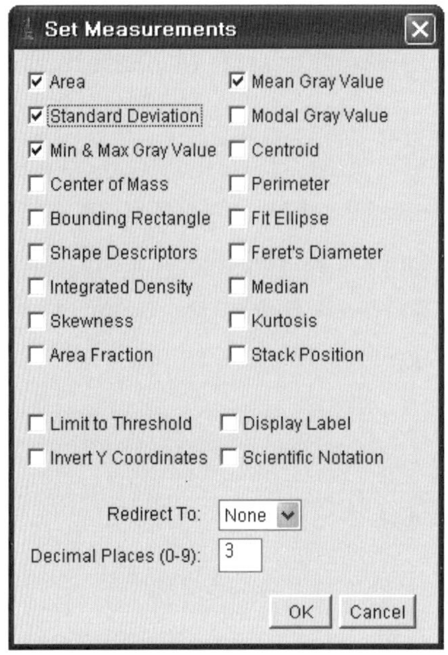

그림 5-1-8. ImageJ에서 set measurements

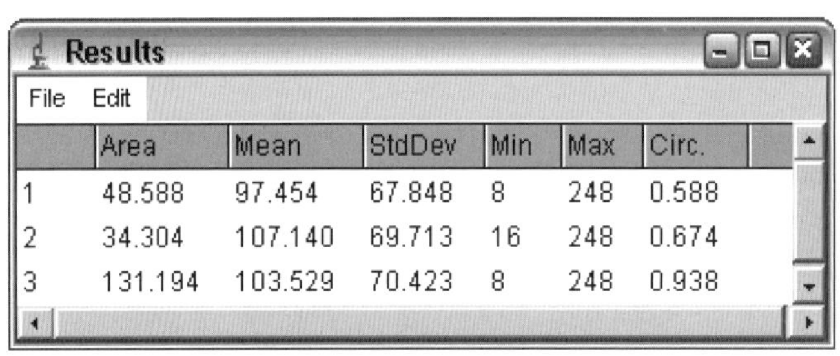

Results

File Edit

	Area	Mean	StdDev	Min	Max	Circ.
1	48.588	97.454	67.848	8	248	0.588
2	34.304	107.140	69.713	16	248	0.674
3	131.194	103.529	70.423	8	248	0.938

그림 5-1-9. 결과

5-2. SNR(signal to noise)에 의한 응용실험

Ⅰ. 실험목적

디지털 영상의 성능을 평가 해보고, 각각의 파라메터들의 상관관계를 알아본다.

Ⅱ. 관계이론

1) SNR 정의

- SNR은 하나의 영상 안에 존재하는 평균 신호와 변동의 표준편차의 비
- 신호대 잡음비는 신호의 크기를 이야기 할 때 사용
- 신호대 잡음비(信號對雜音比) 신호대 잡음비(signal to noise ratio : S/N or SNR)란 문자 그대로 신호(signal)의 전력과 잡음(Noise)의 전력비로 "S/N" 또는 "SNR"이라 하고 단위는 보통 데시벨(dB)로 표시
- 최종적으로 발생하는 영상에서 신호와 잡음, 신호의 불확실성과 부정확도의 정도를 나타내는 인자
- SNR이 클수록 획득한 신호가 잡음에 비해서 뚜렷하게 나타나는 영상을 나타내며, 작을수록 신호와 잡음의 구별이 어려워 영상의 질이 저하
- 획득한 영상으로부터 시그널과 잡음의 비로 정의
- 양자화된 값이므로 주기함수로 표현되는 MTF와 같은 영역에서 상호비교가 어려워, noise정도를 spatial frequency 함수로 나타내거나 image에서 표현된 spatial resolution의 정도를 나타내기 위해 NPS를 사용
- Signal 은 단독으로 존재하지 않고 대개 잡음과 섞여 있다. 그 비율을 나타내는 척도
- 영상에서 signal을 의미하는 단어로 quantum을 사용
- 검출기에 조사되는 엑스선의 조사선량에 단위 면적 당 입사 되는 평균 photon의 수를 N으로 하여 각각 pixel에 기록되는 quantum의 평균을 구한다면 pixel 당 noise는

$$\sigma = \sqrt{N}$$

제곱을 하여 나타내면

$$\sigma^2 = N$$

- σ은 표준편차를 나타내고 σ^2은 분산을 나타낸다. 사람에게 인지되는 영상에서 noise는 relative noise이며 coefficient of variation(COV)라고 한다.

$$\mathrm{COV} = \frac{Q}{N}$$

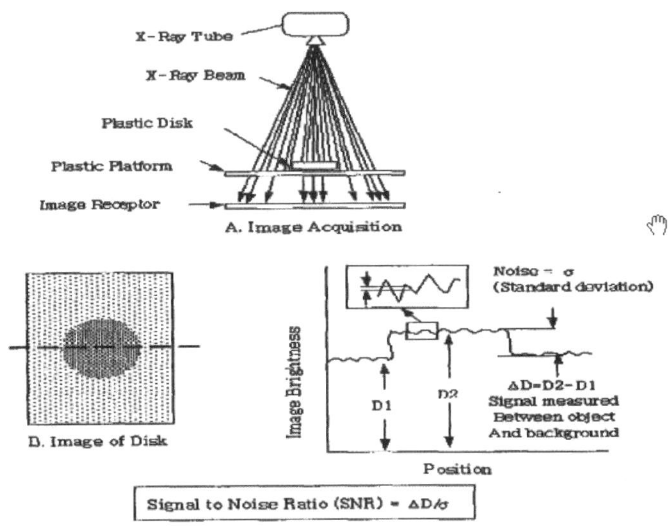

그림 5-2-1. SNR을 구하는 방법

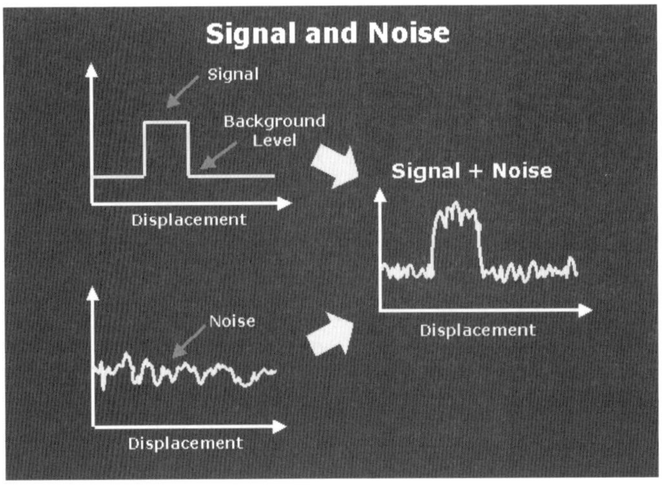

그림 5-2-2. SNR과 노이즈

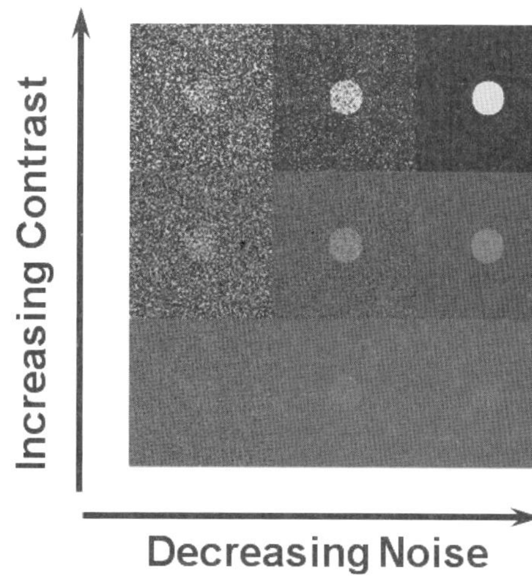

그림 5-2-3. SNR과 노이즈

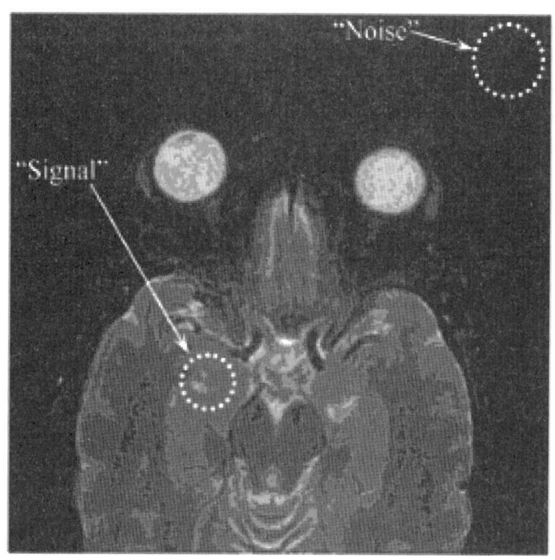

그림 5-2-4. SNR의 측정

Ⅲ. 실험기기 및 재료

1) X-ray Tube
2) IP plate 또는 viewer
2) 알루미늄 또는 납판
3) ImageJ

Ⅳ. 실험방법

1) 일정한 두께의 알루미늄이나 납의 가운데 지름 2cm의 원모양의 구멍을 뚫는다.
2) 엑스선을 조사하여 영상을 획득한다.
3) 엑스선이 투과한부분과 흡수된 부분의 차를 이용하여 SNR 값을 계산한다.
4) 즉 평균 시그널에 노이즈를 나눠 준 값이 된다.
2) 3D 프로그램에서 ROI를 설정하고, signal, noise를 측정

Ⅴ. 실험결과의 예

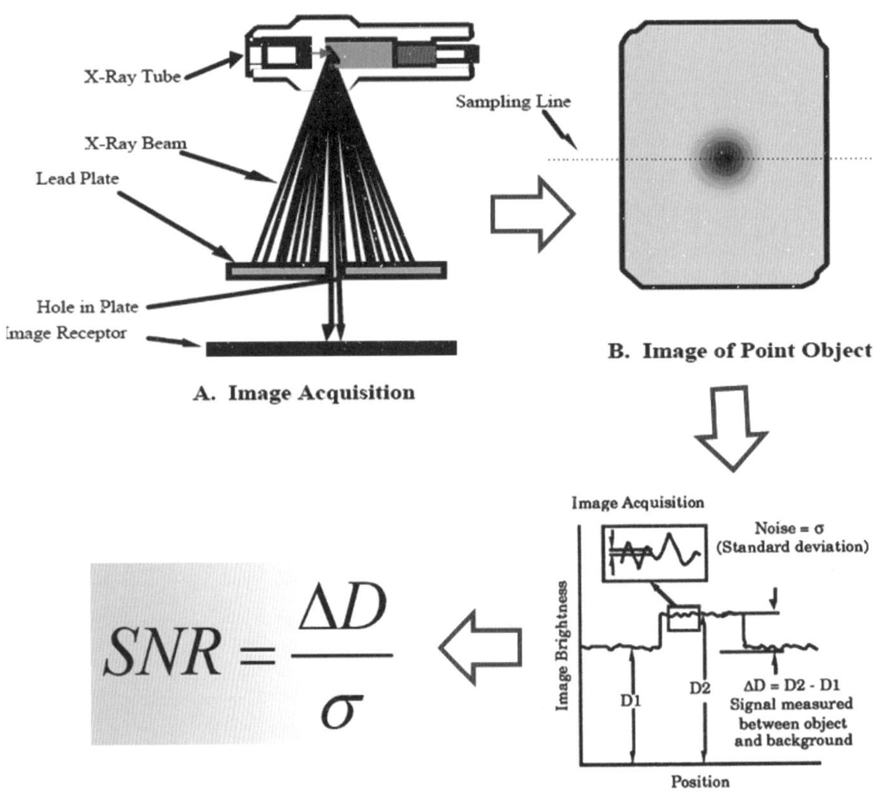

그림 5-2-5. SNR을 구하는 방법의 단계

VI. 참고문헌

1) 참고자료

1. H Kitagawa and AG Farman(2004), Effect of beam energy and filtration on the signal-to-noise ratio of the Dexis intraoral X-ray detector, Dentomaxillofacial Radiology 33, 21~24.
2. John C Le Heron and John L Poletti(1988), Measurement of X-ray image intensifier sharpness in the X-ray department, Phys. Med. Biol., Vol. 33, No. 1, 93~104.
3. 임은경(2006), MTF, NPS, DQE를 통한 관전압과 Cu- filter 두께에 따른 영상평가, 고려대학교 의용과학대학원 석사학위논문.

2) 권장실험

- Post-processing에 따른 SNR 비교
- 선량에 따른 SNR 비교

5-3. CNR(contrast to noise ratio)에 의한 화질실험

Ⅰ. 실험목적

CNR을 정의하고 이해하며 측정한다.

Ⅱ. 관계이론

1) CNR 정의

대조도(contrast)는 농도비이며, 대조도의 영향인자는 엑스선의 선질, hard copy 특성, 현상조건, 결상계(증감지) 및 산란선이다. 피사체 대조도(subject contrast)와 필름대조도로 구분한다. 또한 증감지-필름계에서 엑스선을 조사하여 얻어진 엑스선 필름영상의 흑화은의 분포는 같지 않다. 이 영상을 주의깊게 보면 흑화은의 mottle이 불규칙적으로 변화하는 모양을 관찰할 수 있다. 이와 같은 영상의 pattern을 입상이라 하고 입상을 표시하는 성질을 입상성 EH는 noise 특성이라 한다. 따라서 CNR이란 대조 분해능으로 두지역의 상대적인 신호강도의 차를 말한다.

Ⅲ. 실험기기 및 재료

1) 3D 프로그램
2) CT workstation
3) Matlab
4) ImageJ

Ⅳ. 실험방법

1) CNR 측정

MRI 영상에서 관심부위의 CNR 계산하는 방법

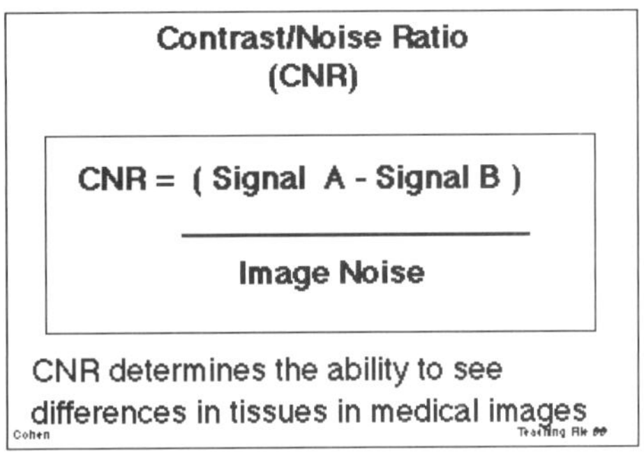

2) ImageJ에서 측정

– ImageJ에서 Edit 〉 Selection 〉 Add to Manager command 기능을 이용하여 측정

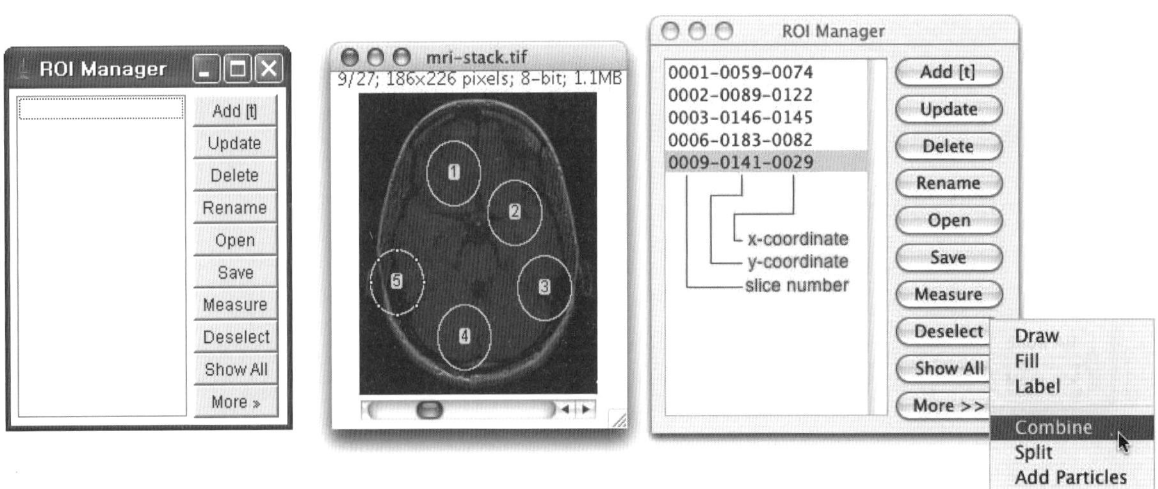

그림 5-3-1. SNR에 의한 화질 측정

V. 실험결과의 예

1) 획득된 CNR

정상 뇌백질은 479

질병이 있는 부위는 1147

Noise는 11

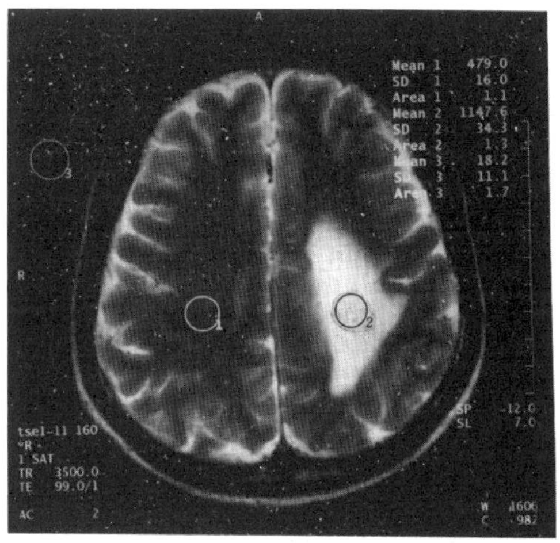

그림 5-3-2. CNR의 획득 영상

VI. 참고문헌

1) 참고자료

1. 의료영상정보연구회(2008), 의료영상정보학, 청구문화사, 131~175.
2. P. Baldelli, N. Phelan, A novel method for contrast-to-noise ratio(CNR) evaluation of digital mammography detectors, European Radiology, Springer Berlin / Heidelberg.
3. J HALAVAARA, S LUKKARINEN, R SEPPONEN(2003), Contrast-to-noise ratio of multiple slice spin lock technique: prospects for liver imaging, The British Journal of Radiology, 76, 788 ~791.

2) 권장실험

- 선량에 따른 CNR 비교
- SNR과 CNR 비교

5-4. 필터링에 의한 응용실험

Ⅰ. 실험목적

영상의 필터링을 통해 영상의 변화과정을 이해한다.

Ⅱ. 관계이론

알고리즘, 필터링 또는 종합적분이라고도 불리며 공간영역에서 픽셀값을 변형시키는 영상처리이며, 출력 픽셀값이 처리하고자 하는 입력영상 픽셀의 주위에 작은 영역의 픽셀값에 의해 영향을 받는 local 처리의 일종이다. 이는 재구성되는 영상의 질을 결정하는 처리이며 영상의 선예도(definition)와 노이즈에 많은 영향을 준다.

출력영상에서 P5의 새로운 값은 입력영상의 P5픽셀과 그 주위 픽셀들의 가중 평균값에 의하여 계산된다. 평균값은 convolution kernel이라고 하는 픽셀그룹을 사용하여 계산되며, kernel에서의 각 픽셀은 하나의 가중요소(convolution 계수)이다. 일반적으로 kernel 크기가 3×3인 매트릭스가 흔히 사용되지만, 필요로 하는 처리형태에 따라서 다른 크기의 convolution kernel이 사용될 수 있으며, 이런 경우에는 가중요소 역시 달라진다.

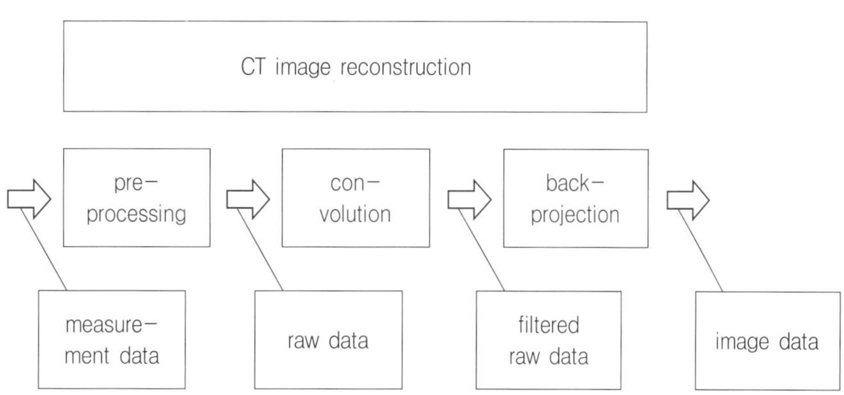

그림 5-4-1. CT 영상 재구성

Convolution은 각 픽셀단위로 영상을 횡단하는 Convolution kernel의 이동에 의하여 수행된다. 입력영상의 각 픽셀과 인접한 픽셀들 그리고 kernel은 해당되는 출력 픽셀값을 계산하는데 이용되어지는데, 다시 설명하면, 각 픽셀들은 고유의 가중요소로 곱해진 후 합해지며 이러한 합산의 결과로 산출된 값은 출력픽셀의 중앙부 값으로 정해진다. 이러한 처리가 입력영상의 모든 픽셀들에게 적용되며, 이때 각각의 픽셀 계산을 위해서는 9번의 곱셈과 9번의 덧셈이 필요하다. 이로 인해 시간소모가 많으며 이 과정을 빠르게 하기 위해서는 특정 하드웨어가 사용되기도 한다.

CT장치에서 사용되는 convolution(알고리즘)에는 크게 standard algorithm외에 enhancement algorithm과 smoothing algorithm의 두 가지로 구분된다. standard algorithm은 영상의 강조나 노이즈 감소처리를 하지 않은 알고리즘이며 뇌조직 등의 일반적인 조직이나 구조물을 관찰하고자 할 때 사용된다. High나 bone등의 enhancement algorithm은 표시되는 해부학적 구조물의 경계부를 강조할 뿐만 아니라 영상의 선예도를 향상시키지만 부수적으로 영상의 노이즈가 증가된다. 이들은 주로 미세한 구조물의 파악이 필수적인 폐야나 측두골의 검사에 주로 사용된다. 반면 soft나 soft tissue 등의 smoothing algorithm은 영상의 노이즈를 줄이고 비슷한 감약 차이를 가져서 서로간의 구별이 어려운 연부 조직 구조들의 선별력을 증가시키지만 경계부와 미세한 조직 구조들 역시 smooth하게 만든다. 이들은 주로 복부검사에서 많이 사용된다.

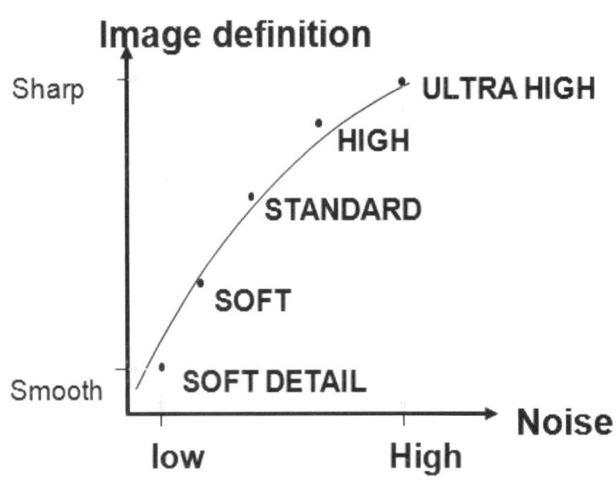

그림 5-4-2. 알고리즘에 따른 영상의 분해능과 노이즈

Ⅲ. 실험기기 및 재료

1) 3D 프로그램
2) CT workstation
3) Matlab
4) ImageJ

Ⅳ. 실험방법

1. 영상의 필터링을 위해 raw data를 프로그램에서 열어 영상을 변환한다.
2. 필터링의 종류에 따른 영상 변환을 확인한다.

Ⅴ. 실험결과의 예

1) 필터링의 종류에 따른 영상 변환

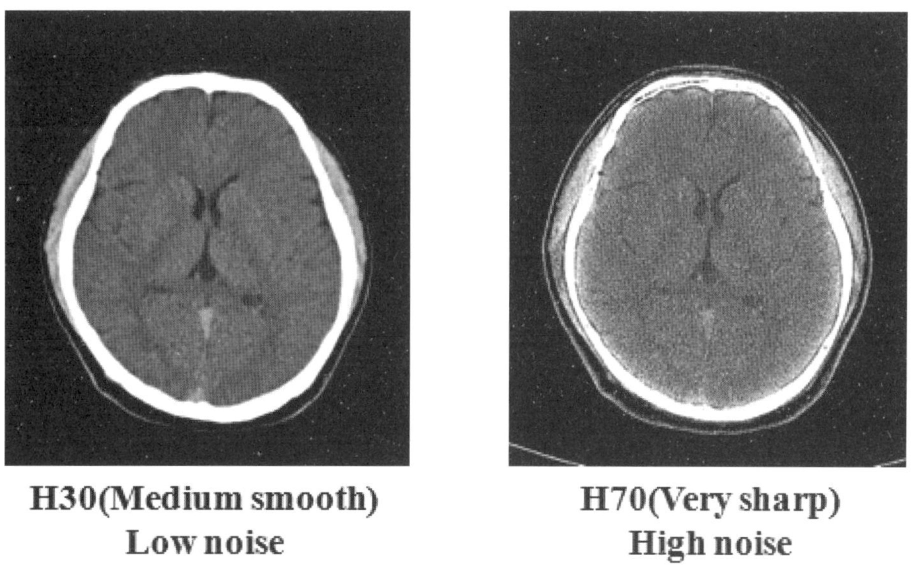

그림 5-4-3. 알고리즘에 따른 영상의 노이즈 및 분해능

Ⅵ. 참고문헌

1) 참고자료

1. 고인호 외(2009), TEXTBOOK of Computed Tomography, 청구문화사, 91.
2. Rafael C. Gonzalex, Richard E. Woods, Steven L. Eddins, MATLAB을 이용한 디지털영상처리, 아이터씨 출판.

2) 권장실험

- Matlab를 이용한 다양한 방법의 영상 필터
- ImageJ에서 영상의 변환 실험
- CT workstation을 이용한 실험
- 필터 및 선량변화에 따른 실험

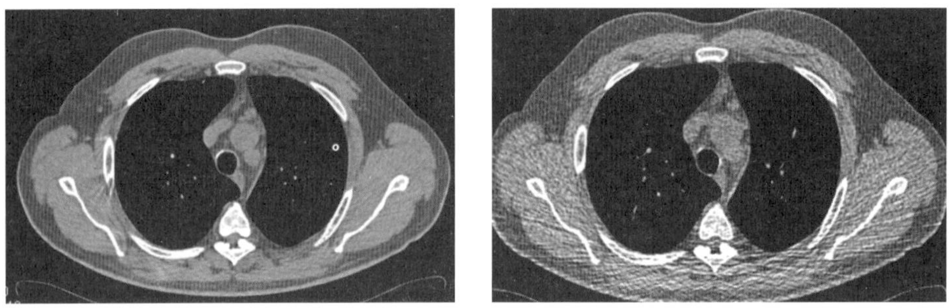

(a) (b)

그림 5-4-4. 120kVp, 120mAs(a) 영상과 120kVp, 10mAs의 영상

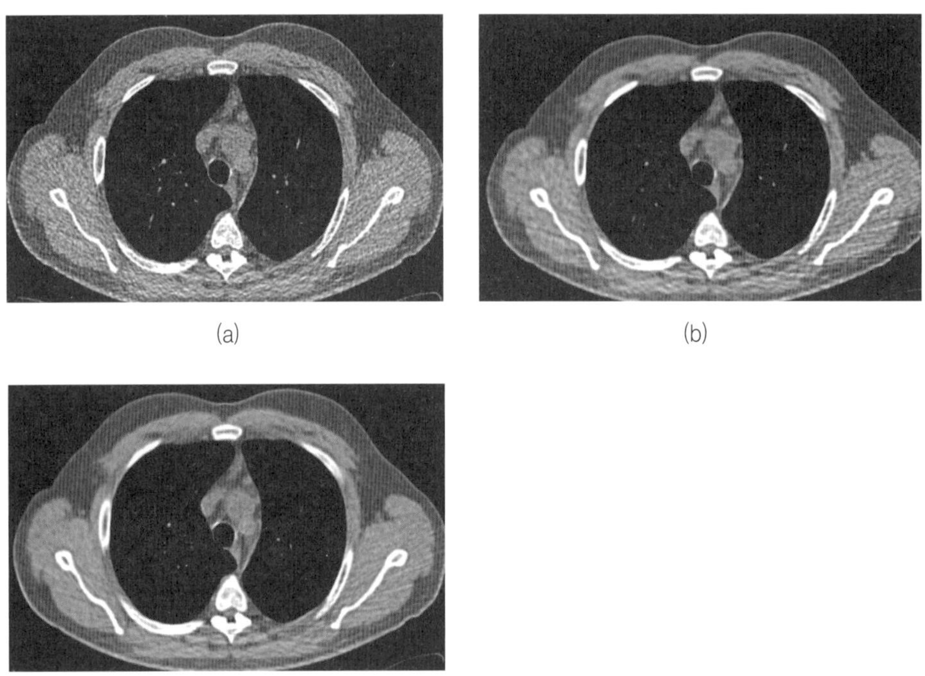

(a) (b)

(c)

그림 5-4-5. 120kVp, 10mAs에서 Siemens adaptive filtering(a), nonparamagnetic cubic smoothing spline(b), proposed method(c)에 의한 영상변화

- ImageJ에서 영상 변화 실험

Process Menu

- o Smooth
- o Sharpen
- o Find Edges
- o Enhance Contrast
- o Noise>
- o Shadows>
- o Binary>
- o Math>
- o FFT>
- o Filters>
- o Image Calculator...
- o Subtract Background...
- o Repeat Command

그림 5-4-6. ImageJ에서 영상의 변환

제6장
3D에 의한 응용실험

실험항목

6-1. 3D에 의한 응용실험
6-2. MIP에 의한 응용실험
6-3. MinIP에 의한 응용실험
6-4. SSD에 의한 응용실험
6-5. VR에 의한 응용실험
6-6. MPR에 의한 응용실험

6-1. 3D에 의한 응용실험

Ⅰ. 실험목적

3D의 기본원리 및 응용실험에 대한 이해하고, 운용하는 방법을 터득한다.

Ⅱ. 관계이론

1) 영상의 획득

양질의 삼차원 영상을 얻기 위해서는 이차원의 단면영상 데이터의 획득이 중요한 요소이다. CT의 단면영상 획득은 크게 3가지로 구분된다. 종래의 고식적 CT 스캔에서는 인접하는 슬라이스들을 중복시키는 방법을 이용하며, slip-ring 기법을 이용하는 나선형 CT 스캔에서는 볼륨 데이터를 얻은 후 원래 간격의 50~60% 범위에서 단면 간격을 정하여 axial 영상을 재구성하는 방법을 주로 사용한다. 그리고 전자총에서 발생시킨 전자빔을 진공관을 통해 target ring에 투과시켜 엑스선을 발생시키며 슬라이스당 최대 0.1~0.05초의 스캔 속도로서 영상을 얻는 전자선빔 CT가 있다.

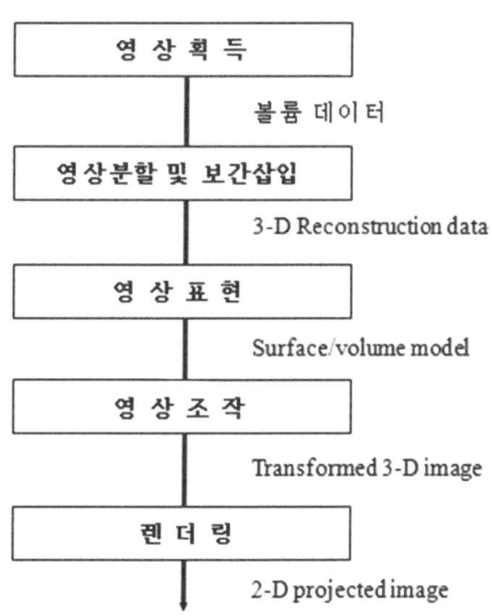

그림 6-1-1. 3D 영상의 가시화 경로

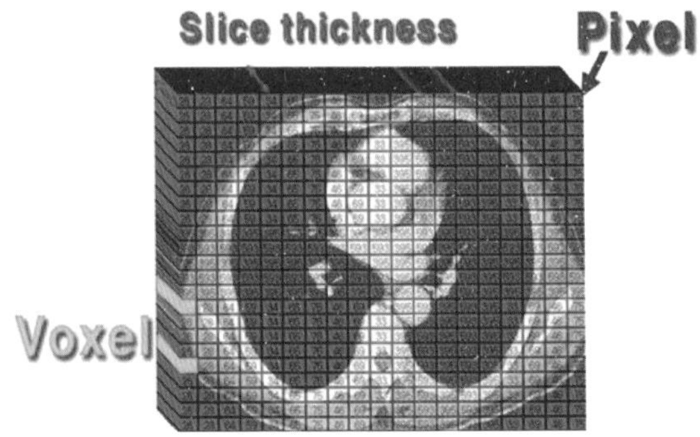

그림 6-1-2. 픽셀과 복셀

CT 영상 데이터의 획득 과정에서 관심을 가져야 할 점들은, 관심부위의 해부학적 볼륨을 포함하는 충분한 슬라이스 수와 관심부위를 충분히 포함한 display FOV가 설정되어야 한다. 가능한 높은 매트릭스를 적용함으로써 픽셀의 크기를 줄이고, 검사시 호흡 및 움직임에 의한 인공음영(artifact)의 발생이 없도록 하여 우수한 영상을 얻도록 한다.

CT의 삼차원 영상 재구성을 위한 이차원 단면영상이 갖추어야 할 구비사항을 살펴보면, 모든 영상의 DFOV의 크기와 display center 및 scanning angle이 동일해야 하며, 각 영상 사이의 갭이 없어야 하며, 동일 위치에서의 중복 영상이 없어야 한다. 그리고 적어도 5mm 이하의 간격을 갖는 oblique 또는 screen saved image가 아닌 axial, sagittal 또는 coronal image여야 한다.

2) 영상의 처리(image processing)

3차원 영상의 재구성이란 시간 차이를 갖는 영상을 포함하는 모든 연속된 단면영상 데이터로 부터 보고자하는 삼차원의 구조물을 구성하는 처리과정을 말한다. 이차원의 단면 데이터 획득단계에서 부터 최종적인 삼차원 영상을 얻기 위해서는 여러 가지의 영상처리 과정이 필요하지만 이를 크게 세단계로 구분할수 있다.

3) 영상의 전처리(pre-processing)

이차원의 단면영상을 얻는 과정에서 행해지 VOI(volume of interest)처리 등의 전처리가 이에 해당된다.

4) VOI 처리

검출기에서 받아들인 raw data에서 원하는 복셀들만 선택하여 추려내는 과정이며 이는 데이터의 양을 줄여줌으로써 영상처리에 필요한 소요시간을 줄여주는 효과와 해상능의 저하없이 원하는 삼차원 영상을 크게 나타내주는 효과를 동시에 얻을 수 있다.

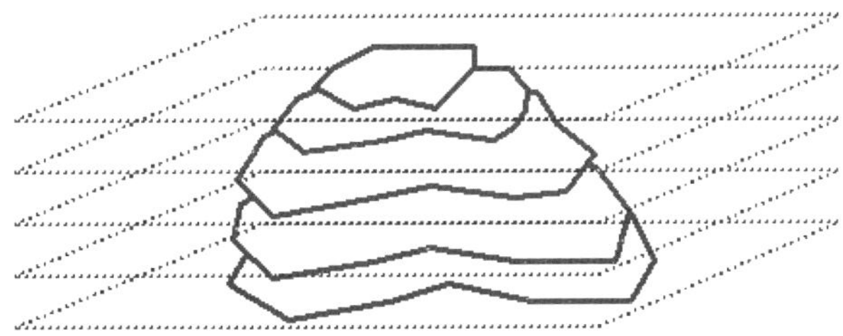

그림 6-1-3. VOI 처리

5) 일반적인 영상처리

영상을 더욱 유용하게 하고 분석을 쉽게 하기 위한 영상처리로는 히스토그램 평균화, 비선예 마스크 처리, 영상여과 및 강조 등의 기법이 주로 이용되고 있으며, 이들은 모든 디지털 영상에서 일반적으로 적용되고 있다.

주로 사용되는 삼차원 영상의 재구성에 필요한 영상처리 기법들의 원리를 간단히 설명하면 다음과 같다.

6) 히스토그램 평균화

히스토그램 평균화는 종모양의 Gaussian 분포를 균일한 강도분포로 변화시켜 시각농도의 주파수를 균일하게 만드는 것이다.

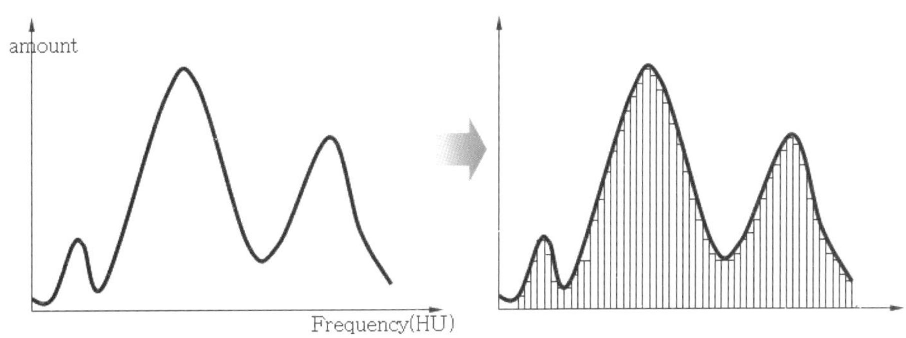

그림 6-1-4. Histogram

7) 비선예 마스크 기법(unsharp mask subtraction)

영상에서 감산처리 기법을 이용하여 마스크 이미지를 얻고 이를 원래의 영상에서 감산하여 계면부위를 증강시키는 기법

공간 주파수처리 방정식에 의해 처리

QL = Q + α*(Q − Qus)

QL : 증강된 영상신호 Q : 원래의 영상신호

α : 증강도 Qus : 비선예 마스크 신호

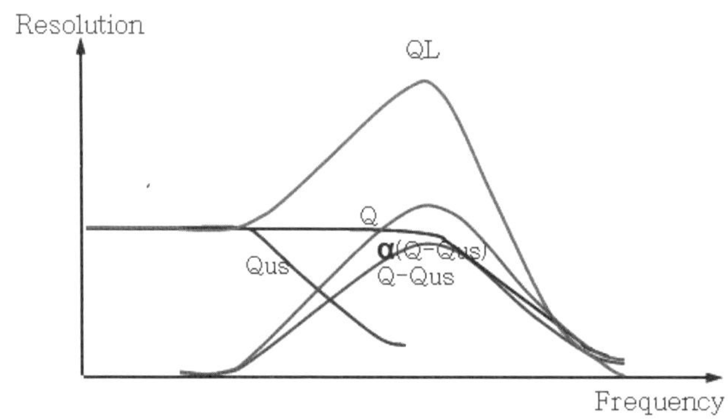

그림 6-1-5. 비선예 마스크 기법(unsharp mask subtraction)

8) 보간삽입법

볼륨 데이터의 삼차원 내에 동등한 방향성을 갖는 볼륨 데이터 필요

2차원 단면 영상의 Z-축 해상력은 X, Y-축 방향에 비해 저하(나선형 scan으로 발생되는 Artifact)

Z-축 해상력 보상(Interpolation) : Z-축 방향의 데이터 사이에 주위의 데이터를 조합하여 삽입함으로써 Z-축 해상력(정보)을 증강 시키는 방법

선형 보간법(linear interpolation) : 인접 영상 사이의 강도의 불균일성을 거리의 차에 비례하는 값으로 가중치를 주어 삽입하여 균일하게 하는 방법

- 360°wide linear interpolation: 360° 인접 spiral data에 가중치 (연부조직 대조도 증가, 해상력 저하)
- 180°narrow linear interpolation: 180°의 가상 spiral data와 원래 data 의 거리(d)를 계산하여 가중치(해상력 증가, Noise 발생)

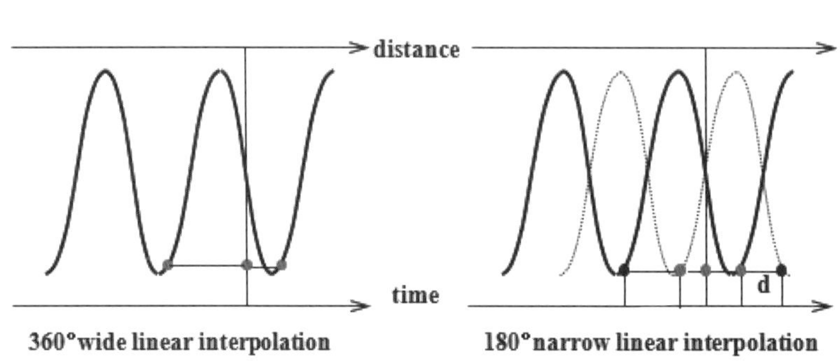

그림 6-1-6. 보간법

9) 영상의 분할

일반적으로 회색조 볼륨(gray level volume)은 서로 불분명하고 다른 구조들이 복합적으로 표현된다. 그러므로 어떤 구조를 나타내기 위해서는 많은 양의 데이터 중 사용할 부분과 무시될 부분이 결정되어야 한다. 예를 들면, 얻어진 두개부의 데이터에서 단지 뇌만 보고자 할 경우, 이러한 선택은 "뇌부분만 나타내라"라는 명령에 의해 이루어진다.

이를 위해서는 컴퓨터가 데이터 볼륨(더 정확히 말하면, 복셀)의 어떤 부분이 뇌를 구성하고 하지 않는지를 알아야 한다. 이러한 사물의 인식(object recognition)을 위한 첫 단계가 회색조 볼륨을 형태적인 기준과 실제 해부학적 구조의 연관성이 동일한 구역으로 나누는 것이다. 이러한 과정을 영상분할(segmentation)이라 부른다.

일반화된 복셀 모델은 위의 결과를 나타내는데 가장 적절한 데이터 구조이다. 더 진행된 단계인 해석단계(interpretation step)에서 이러한 영역들을 백질 혹은 뇌실과 같은 의미있는 용어로서 구분되고 명칭이 붙여지는 것이다.

모든 segmentaion 방법은 각각 이진화 또는 fuzzy logic의 원리에 대응하여 이진화나 fuzzy로서 특정화 된다.

Binary segmentation에서는 각 복셀이 어떤 특정 영역에 속하는 지에 대한 질문에 항상 yes나 no로 답해진다. 이러한 정보는 볼륨 데이터를 surface representation으로 나타내는데 없어서는 안된다. 그러나 복셀의 경계부 또는 두 영역간의 변이지점에서 사물이 취해질 경우 데이터의 적절한 조절이 불가능해진다(partial volume effect). 이의 대표적인 예는 매우 얇은 골 부위의 삼차원 영상화에서 거짓 hole이 나타나는 현상이다. 그러나 fuzzy segmentation에서는 엄격한 yes나 no의 결정은 피하며, 반면 모든 복셀에 다른 물질임을 나타내는 일련의 가능성(probability)이 할당한다. Fuzzy segmentation은 후에 거론하는 volume rendering 방법과 밀접하게 관계되어 사용된다.

Image Segmentation(영상분할) : 영상의 gray volume을 형태적인 기준과 실제 해부학적 구조의 연관성이 동일한 구역으로 나누어 분할하는 것

Binary Segmentation: "Yes", "No"

Fuzzy logic Segmentation : "Probability" 가능성

현재 의료용 삼차원 영상화를 위한 여러 가지의 분할 방법이 개발되었으나, 적용범위에 따라 point-based, edge-based 그리고 region-based segmentation의 3가지로 나누어진다.

10) Point-based segmentation

점에 기초한 분할법에서는 위치에 관계없이 픽셀 강도(intensity)에 의하여 복셀이 분류되며, 매우 단순하지만 실제로 많이 사용되는 중요한 예는 thresholding기법이다. 최고와 최저의 임계치(threshold value)내에 속하는 강도 범위가 정해지며 복셀은 강도 level이 선택된 범위내에 속해 있다.

Single pixel에 기초한 대표적인 방법인 threshold 기법은 영상의 회색조가 임계치 구간 중 어디에

속하는 가에 따라 영역을 구분하며, 픽셀 강도가 임계치 이상이면 피사체(object)로 받아들이고, 이하이면 피사체로 받아들이지 않는다. CT에서 뼈나 연부조직을 구분하여 선택하는 대표적인 방법이며 체적 렌더링에서는 threshold 기법이 직접적인 분할 단계를 필요로 하지 않으므로 잘 사용되지 않지만, 렌더링 과정 동안에 가끔 행해지기도 한다.

이진화에 의한 발생되는 문제점을 피하기 위해 다소 진보된 방법인 percentage segmentation법은 서로 다른 물질의 회색조 분포가 서로 다른 점을 이용하는데, percentage를 평가하는 fuzzy classifier를 사용한다. 이 기법은 근골격계의 CT에서 주로 사용된다.

Thresholding기법의 장점으로는 처리가 빠르며, 균일한 강도 값을 갖는 피사체나 다른 피사체와 현격한 강도 차이를 갖는 구조에서의 분할은 유리하다. 하지만 이러한 단순한 segmentation 기법은 서로 다른 구조들이 많이 중복된 피사체나 회색조 범위가 동일한 피사체의 분할에는 사용이 제한된다.

점에 기초한 분할법 : 위치에 관계없이 픽셀 강도에 의하여 복셀이 분류

Threshold기법 : (가장 많이 사용) 최고와 최저의 임계치(threshold value)내에 속하는 강도(HU)범위가 정해지며 복셀은 강도 level이 선택된 범위 내에서 선택 분할

이진화(binary)의 문제점 보완 - Percentagesegmentation(fuzzy logic)

근골격계의 3D-CT에서 주로 사용

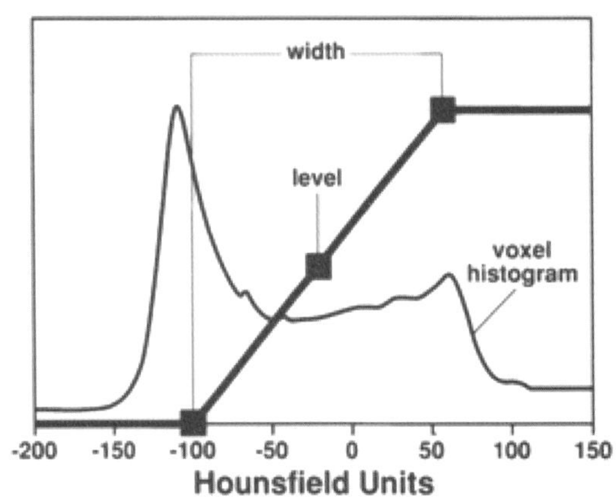

그림 6-1-7. Point-based segmentation

11) Edge-based segmentation

Edge는 회색조에 있어서 상대적으로 구별되는 두 영역간의 경계(border)이며 region은 edge에 의해 둘러싸여진 부위로서 정의된다. Edge based segmentation의 목적은 gray level volume에서 intensity의 단절(불연속)을 감지하는 것이다.

Edge detection을 위한 일반적인 방법은 gradient operator를 사용하여 최초로 파생된 최고값의 위치를 결정하여 edge를 정확하게 감지하는 것이며, 이 알고리듬을 사용하는 방법의 결점은 region이 detection된 edge에 완전히 둘러싸여 있지 않아 서로 다른 region들을 정확히 분리하지 않는다는 것이

다. 그러나 노이즈가 작은 영상에서는 잘 작동된다. 또한 두 번째로 파생된 zero-crossing을 감지하여 edge의 위치를 찾으며 Laplacian변환을 사용하여 입력 데이터를 convolution하여 그 결론으로 얻은 contour volume은 edge의 위치를 묘사한다. 이 방법을 이용하여 처음으로 MRI로부터 인간의 뇌를 분리시켜 영상화가 가능하게 되었다. 특징으로는 smoothing 특성으로 인해 노이즈를 감소시키는 효과를 얻을 수 있으나 처리를 위한 계산이 복잡하고 시간이 많이 소요되며, 때때로 이 operator는 상호작용에 의해 제거되어져야 하는 서로 다른 물질 사이에 "bridges"라는 불만족 요소를 남겼으며, 역시 surface의 위치는 항상 만족스럽지는 못한 점이 있다.

두 영역간의 경계(border)에서 region을 edge의 경계 부위로 정의

Intensity의 단절(불연속)을 감지하여 경계면 이어감

Gradient operator를 통하여 최고 강도치의 위치를 결정하여 edge를 정확하게 감지하고, 파생된 경계면의 위치를 연속적으로 찾는 방법

Active Contour 기법

단점 : detection된 Region이 edge에 완전히 둘러싸여 있지 않거나 불균등한 형태의 Region일 경우 정확히 분리하지 못함, 처리속도 길다, 서로 다른 경계의 bridges 존재 가능성

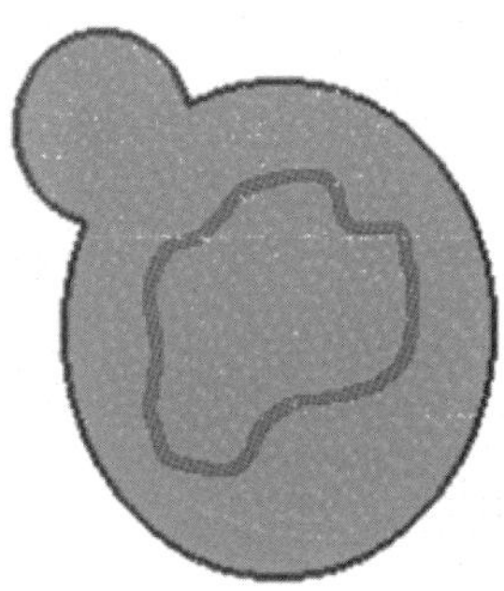

그림 6-1-8. Active Contour 기법

12) Active Contour Model

- GVF Snake(Gradient Vector flow Field)알고리즘(경계면을 찾는 수학적 기법)

$$E = \iint \mu({u^2}_x + {u^2}_y + {v^2}_x + {v^2}_y) + |\nabla f|^2 |v - \nabla f|^2 dxdy$$

외부의 힘으로 Enegy(E)를 최소화 하여 경계 영역(contour)을 찾는 방법

- Object의 inside로부터 outside로 time point T를 만들며 E(min)을 찾음
- f : 원하는 경계값의 큰 값을 찾는 Edge map
- 경계면을 찾는 수학적인 메커니즘(오일러 방정식)

  l∇fl의 값이 작으면 큰값을 갖도록 완만하게 확산 시키고, 큰 값일 때는 작은 값을 갖도록 유도하여υ=l∇fl, 에너지값이 최소화하여 원하는 경계로 가변윤곽선을 유도한다.

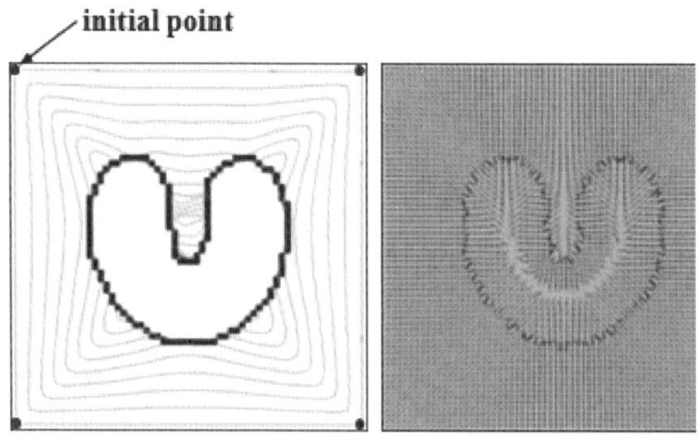

그림 6-1-9. Active Contour Model

13) Region-based segmentation

영역에 의한 분할(region-based segmentation)은 하나하나의 복셀이나 윤곽(contour) 대신에 영역들(regions)을 고려하는 것이며 가장 자연스러운 neighborhood based 분할법이다. 영역의 특성은 크기, 형태, 위치, gray level의 변화, 다른 영역에 대한 공간적인 관계에 의해 결정된다.

영역분할법의 전형적인 적용으로서는 점에 기초한 분할의 결과를 후처리하는 것이다. 예를 들면, connected component analysis는 동일한 군에 속하는 것으로 분류되어진 복셀들이 연결된 영역의 일부분인지를 결정하는 데 사용된다. 만일 연결되어 있지 않다면 작은 영역에서 복셀의 분류에 에러가 발생될 수 있다.

영역분할법에는 texture 파라메터에 의해 패턴을 양적으로 묘사하는 texture 분석법(texture description)과 각기 다른 영상의 영역을 나타내는 픽셀들(seeds)에서 시작하여 그것들이 전체 영상을 다 덮을 때까지 키워나가는 방법인 region growing법으로 구분된다.

수학적 형태학에 기초를 둔 실용적인 interactive segmentation system에서는 영역들이 임계치에 의해 최초로 정해지고 사용자는 erosion(연결된 부분사이에 존재하는 불필요한 작은 "bridge"를 제거하는 기능)이나 dilation(작은 갭을 연결시켜 주는 기능), connected component analysis, region fill, 혹은 boolean set operations과 같은 단순하지만 빠른 기능들을 적용할 수 있다. 분할의 결과는 직각좌표계의 단면영상이나 삼차원 영상으로 즉시 가시화되며 이러한 과정은 수분내에 이루어진다.

자동적인 분할법에서는 영역들은 볼륨의 fuzzy 집합체로 결정되며, 분할처리는 fuzzy logic에 기초를 두고 있다. 또한 적절한 모델의 표현을 위해 데이터와 해부학에 관련된 지식이 필요하다. 그러나 문제점으로는 각각 처리의 목적에 맞고 적절한 데이터 묘사가 가능한 기준 모델이 먼저 설정되어 있어야 하는 점이다. 이러한 여러 관점에서 볼 때 지금까지는 인간의 인식능력에 빠른 기능(operation)을 결합하는 interactive 분할법은 여전히 가장 적절하고 유연한 방법으로 알려져 있다.

복셀이나 윤곽(contour) 대신에 영역들(regions)을 고려하는 분할법

크기, 형태, 위치, gray level의 변화, 다른 영역에 대한 공간적인 관계에 의해 결정

영역(Region)분할법의 종류

- Texture description: 구조(Texture)적 패턴을 양적으로 묘사
- Region Growing: 픽셀들(seed)에서 시작하여 그것들이 전체 영상을 다 덮을 때까지 키워나가는 방법

Interactive segmentation(분할에 상호작용하는 기능-수학적 형태학)

- Erosion: 연결된 부분사이에 존재하는 불필요한 작은 "bridge"를 제거하는 기능
- Dilation: 영역을 확장 연결시켜 주는 기능
- Connected component analysis: 동일한 군에 속하는 것으로 분류되어진 복셀들이 연결된 영역의 일부인지 결정
- Region fill: 영역내의 Hole과 같은 부위를 동일 강도 내에서 채움

표 6-1-1. 3차원 영상의 표현법

특 징 / 분 류	외곽선 모델링	표면 모델링	체적 모델링
기본 구성요소의 차원	1차원	2차원	3차원
물체의 표현요소	물체의 외곽선	물체외곽선 사이의 패치 또는 물체 경계면의 복셀	복셀
대상물체의 선택	전처리 단계에서의 분할기법에 의해 수행	전처리 단계에서 분할기법에 의해 수행	렌더링 시간에 분할기법에 의해 수행
디스플레이 되는 대상 물체의 수	1개/ 전처리 1회	1회/ 처리1회	렌더링 시간에 결정됨
가능한 렌더링 방법	표면 렌더링	표면 렌더링	표면 및 체적 렌더링
표현의 융통성	낮음	낮음	높음
기억장소의 요구량	아주 적음	적음	많음

Ⅲ. 실험기기 및 재료

1) 3D 프로그램(Rapidia, Infinitt)

Ⅳ. 실험방법

- 3D 프로그램을 이용하여 영상을 획득한다.

Ⅴ. 실험결과의 예

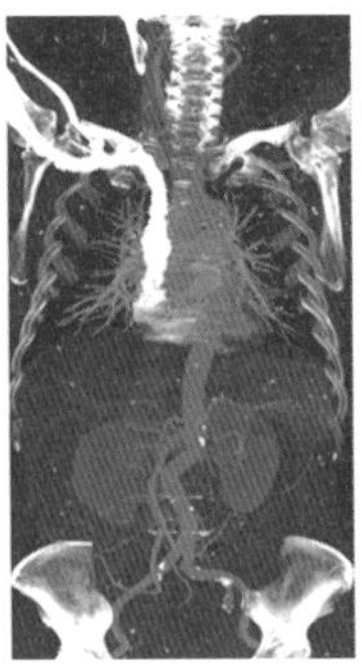
MIP

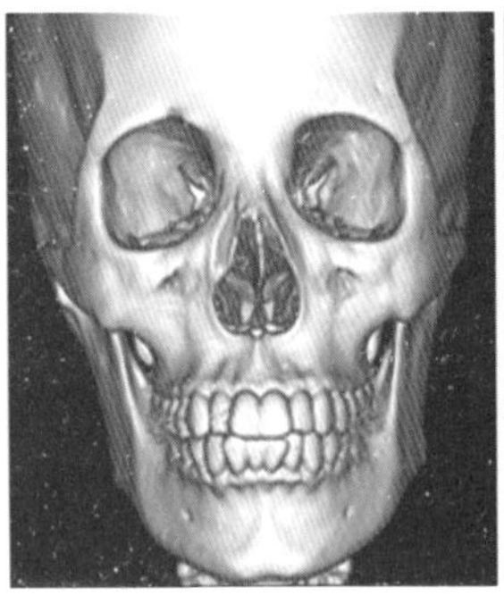
SSD

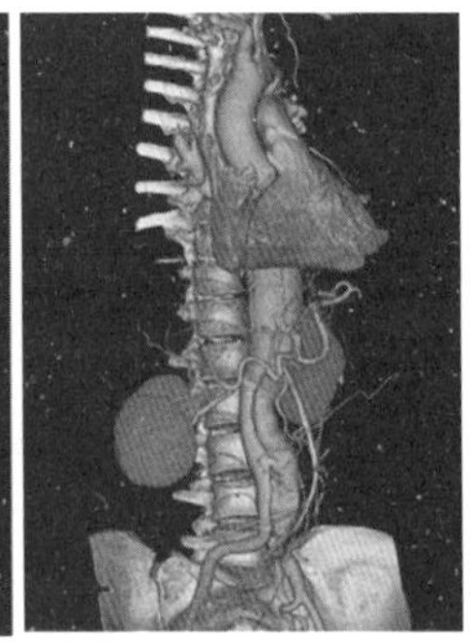
VR

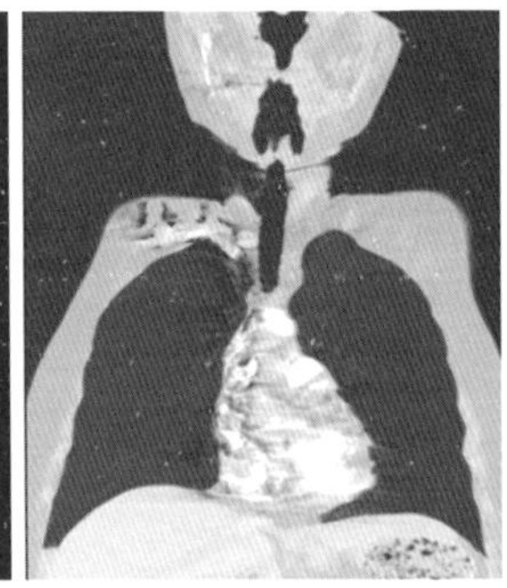
MinIP

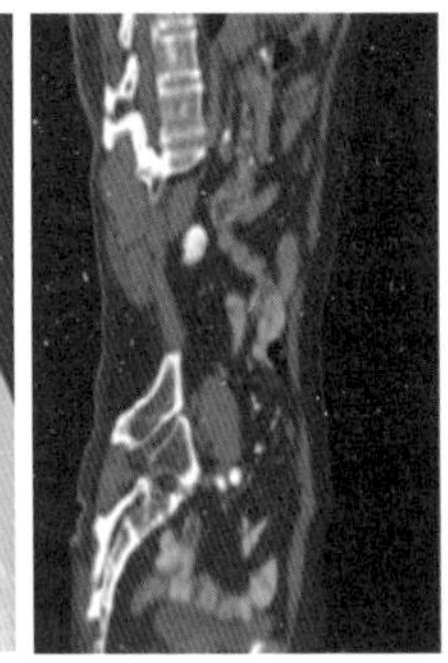
MPR

Ⅵ. 참고문헌

1) 참고자료

1. 고인호 외(2009), TEXTBOOK of Computed Tomography, 청구문화사, 411.
2. L. Santiago Medina(2000), Three-dimensional CT Maximum Intensity Projections of the Calvaria: A New Approach for Diagnosis of Craniosynostosis and Fractures, AJNR Am J Neuroradiology 21 : 1951~1954.
3. 최병길(2000), 나선식 전산화단층촬영을 이용한 뇌기저부 혈관모형의 3차원 영상 재구성에 필요한 적정 요소, 대한PACS학회지, 6, 39~45.

2) 권장실험

- Infinitt 3D 프로그램(Rapidia)를 이용한 VOI 사용
- Sculpting 작업 없이 일정 부분의 영상만을 관찰할 수 있다.

① Toolbar의 VOI(volume of interest)를 선택한다.

② VOI control box와 slab의 방향을 지정할 수 있는 두 개의 dialog box가 나타나며 이를 이용하여 관찰하고자 하는 부분이 표현되도록 영상을 조절한다.

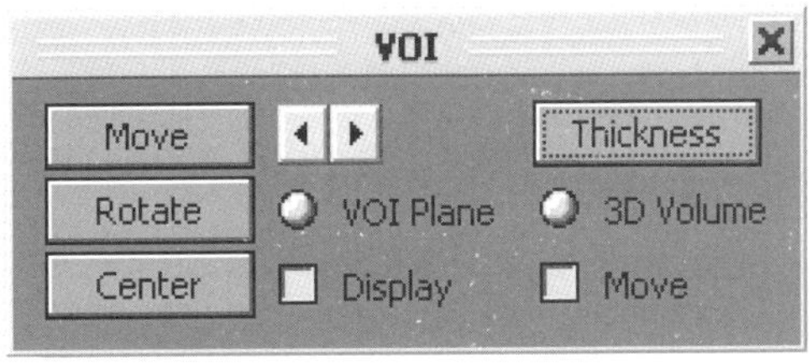

VOI 조절 VOI 선택과 동시에 나타난 VOI control box의 메뉴를 사용하여 Slab을 조절한다. 메뉴선택 후 VR 창에서 상·하, 좌·우로 마우스 왼쪽 드래그하여 조절한다. Slab의 방향을 변경해야 할 경우 VR 창상단의 메뉴에서 slab의 정렬 방향을 선택한다.

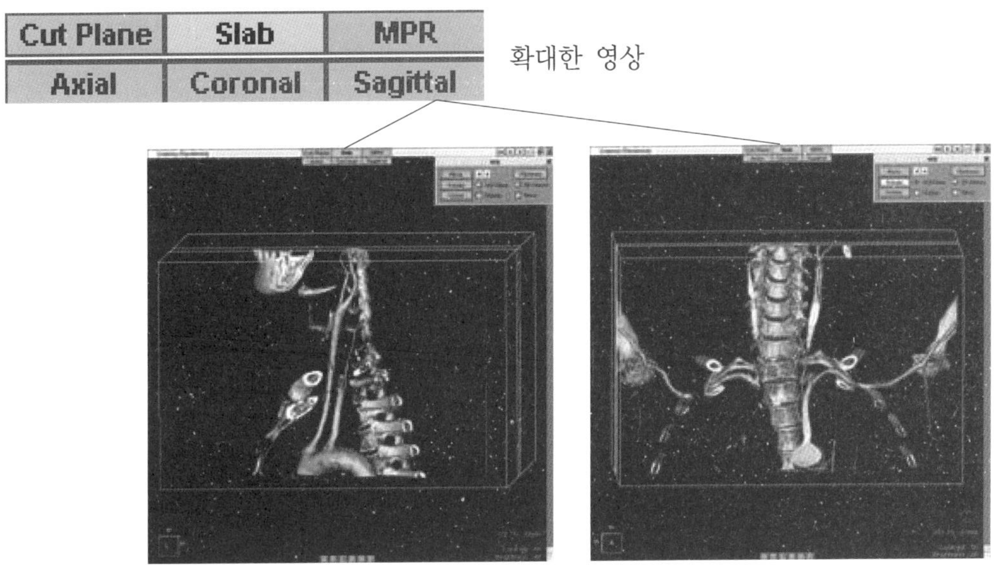

그림 6-1-10. VOI를 적용한 영상

- ImageJ에서 실험

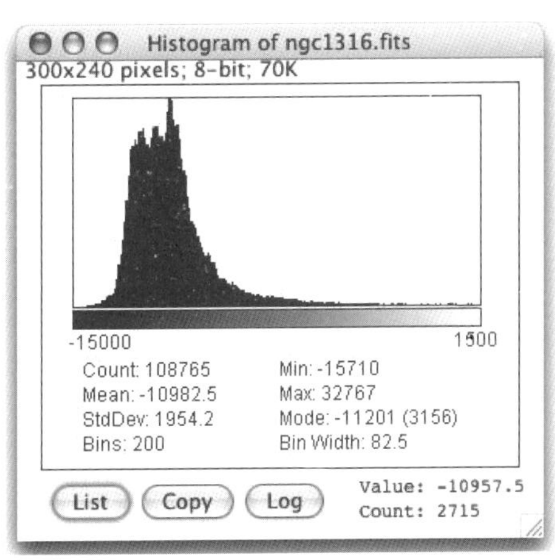

그림 6-1-11. ImageJ에서 히스토그램

- Infinitt 3D 프로그램(Rapidia)를 이용한 히스토그램

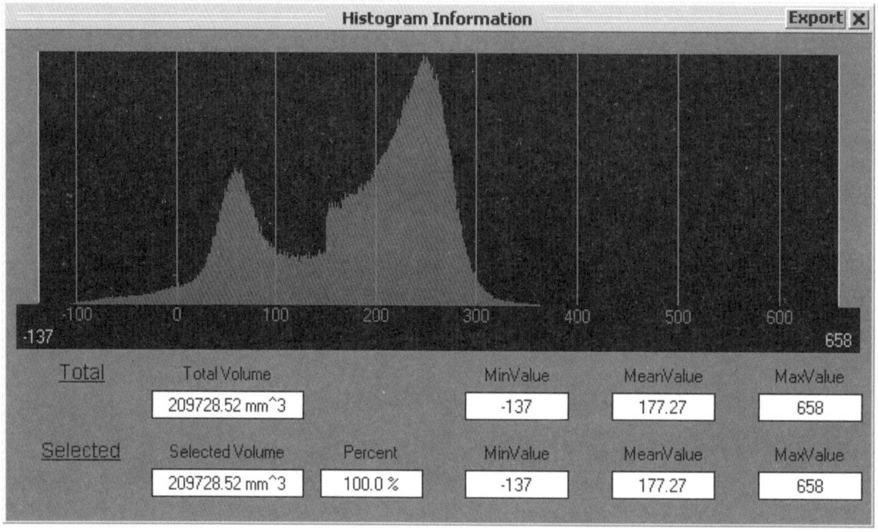

그림 6-1-12. 히스토그램에서 용적을 산출

6-2. MIP(maximum intensity projection)에 의한 응용실험

Ⅰ. 실험목적

획득한 영상을 3D 프로그램을 이용하여 MIP영상을 획득하고, 원리를 이해한다.

Ⅱ. 관계이론

1) MIP 정의

관찰자로부터 일직선상의 투영도에서 최대강도(Max, Min, Ave 선택에 따른 강도조절 가능)의 signal Voxel값만을 선택하여 렌더링

MIP : 대조도 분해능이 우수하여 CT Angiography에 주로 사용

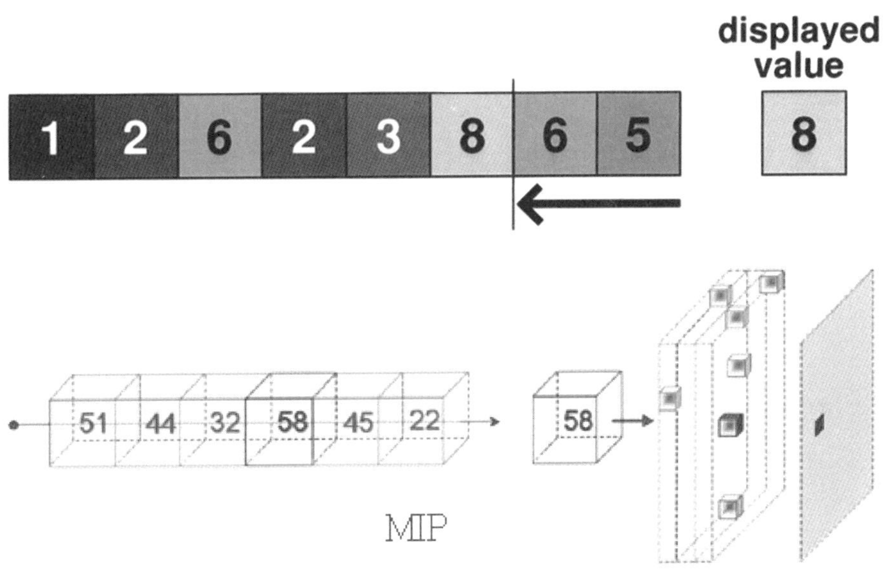

그림 6-2-1. MIP 기법

Ⅲ. 실험기기 및 재료

1) 3D 프로그램(Rapidia, Infinitt)

2) 기타

Ⅳ. 실험방법

1) MIP 영상 획득

3D 프로그램을 이용하여 MIP 영상을 획득한다.

Ⅴ. 실험결과의 예

1) 획득된 MIP 영상

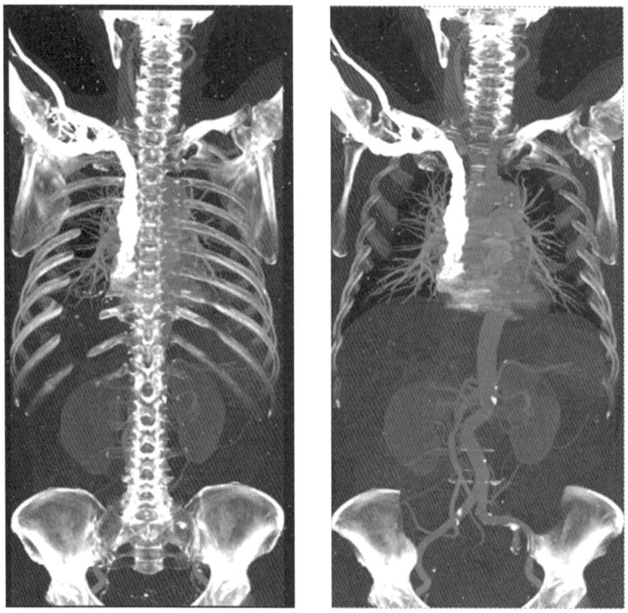

그림 6-2-2. MIP 영상

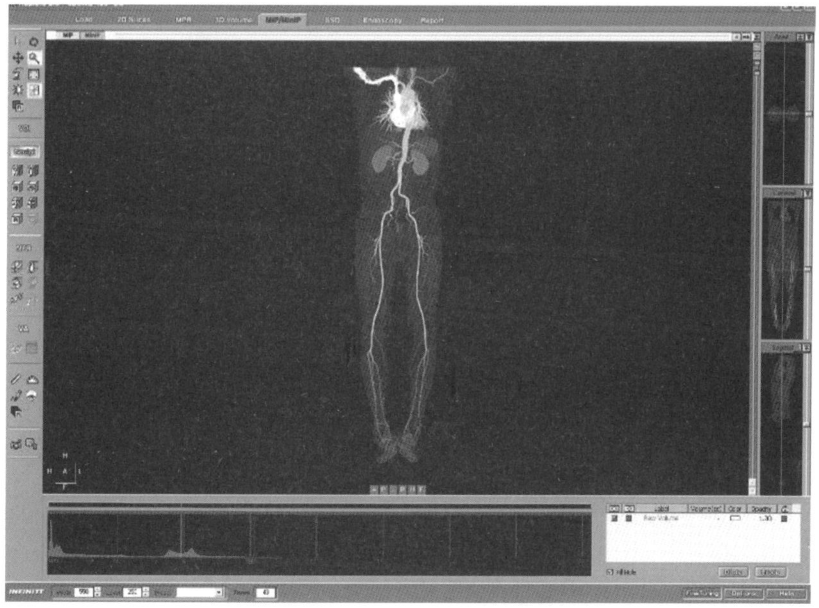

그림 6-2-3. MIP 처리 영상

Ⅵ. 참고문헌

1) 참고자료

1. 고인호 외(2009), TEXTBOOK of Computed Tomography, 청구문화사, 411.
2. Calhoun PS, Kuszyk BS, Heath DG, Carley JC, Fishman EK(1999), Three-dimensional Volume Rendering of Spiral CT Data: Theory and Method, Radiographics, 19, 745~764.
3. Anand Kumar Singh, et al.(2007), Semiautomated MIP Images Created Directly on 16-Section Multidetector CT Console for Evaluation of Living Renal Donors, Radiology: Volume 244: Number 2-ugust.

2) 권장실험

- 3D 프로그램(Rapidia)를 이용한 다양한 MIP 3D

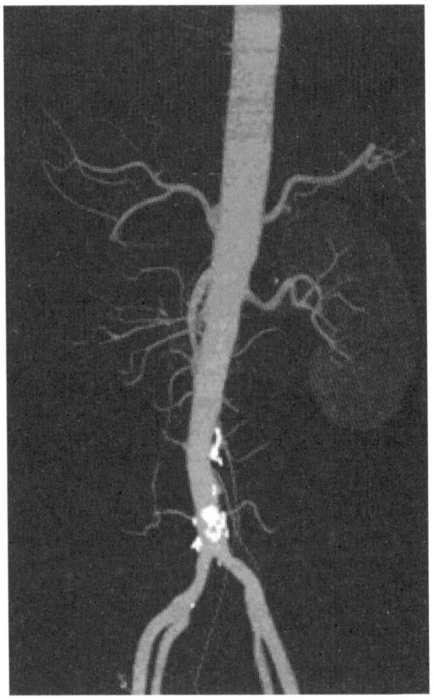

그림 6-2-4. 3D 프로그램(Rapidia)를 이용한 복부 대동맥의 MIP영상

6-3. SSD(shaded surface display)에 의한 응용실험

Ⅰ. 실험목적

획득한 영상을 3D 프로그램을 이용하여 SSD 영상을 획득하고, 원리를 이해한다.

Ⅱ. 관계이론

1) SSD 정의

미리 정한 역치값보다 큰 강도를 가진 픽셀들을 연결하여 기하학적 계산을 통해 피사체의 표면을 나타내는 이진법에 기초를 둔 기법(threshold rendering)

보고자 하는 위치에서 표면 viewer를 얻은 후 입체감을 주기 위해 음영을 추가(광원을 이용한 입체적인 표면 표현)

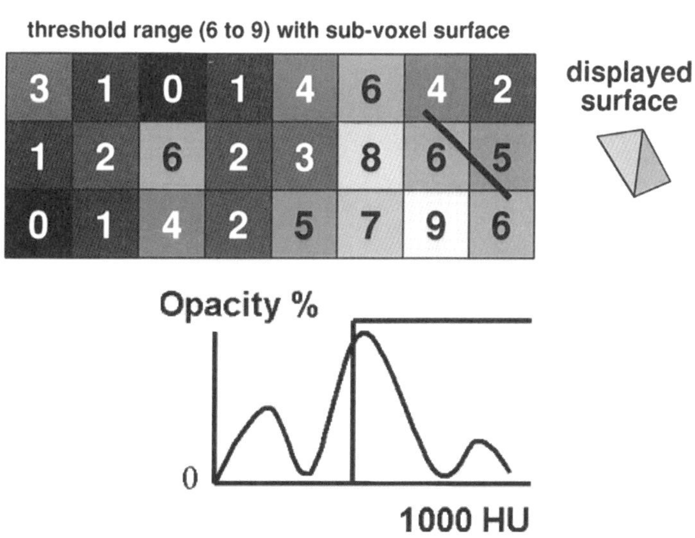

그림 6-3-1. SSD 기법

2) 종류

Tiling method - 외곽선 연결방법

Surface tracking method - 표면추적방법

(1) 장점

- 표면 정보만 갖고 있어 상대적으로(VR보다) 처리속도 향상
- 경계의 표현이 우수해 해부학적 구조 묘사능 우수

(2) 단점

- 혈관의 직경, 협착정도, 혈관벽 석회화의 구분이 어려움
- 노이즈나 혈류속도의 영향을 받아 이미지의 왜곡현상

Bone의 3D영상에 이용(head, facial, spine, extremity)

Iso-surface rendering

Iso-value(threshold)값을 갖은 표면을 “inside”로부터 “outside”로 분리하는 방법

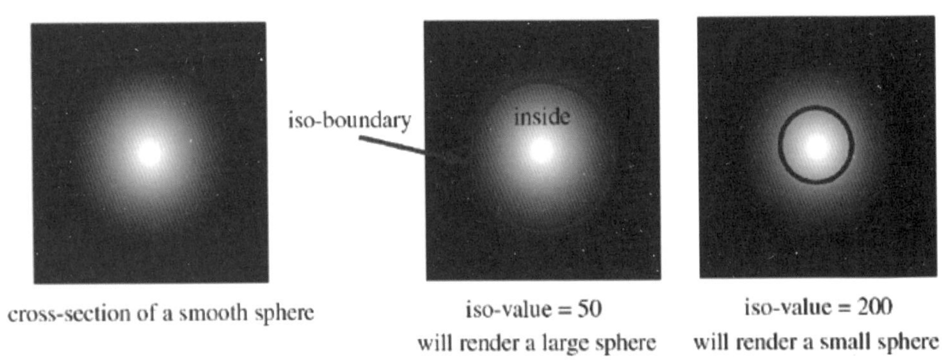

그림 6-3-2. Resampling

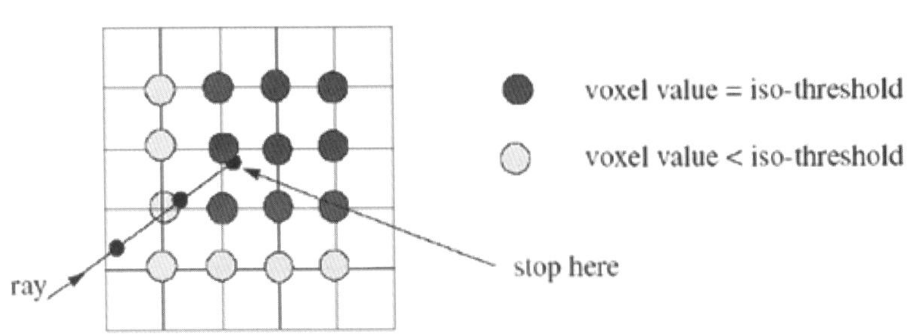

그림 6-3-3. Normal calculation

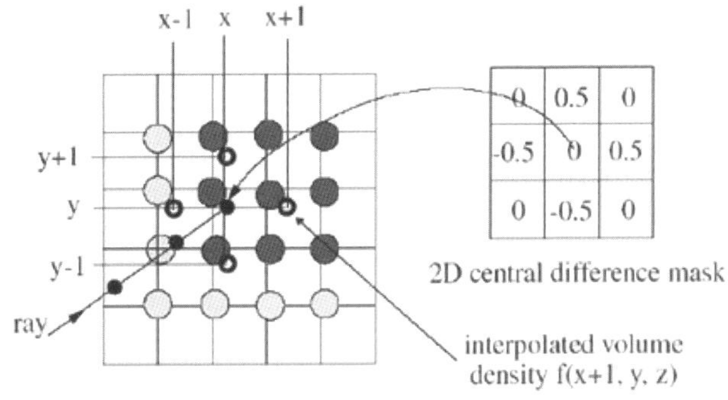

그림 6-3-4. Lighting

입체감을 보여주기 위해 광원(light)을 이용하여 수학적인 방법으로 표현
Iso surface portion 상에 입사, 반사각에 의한 각 광원의 값들의 차이를 이용

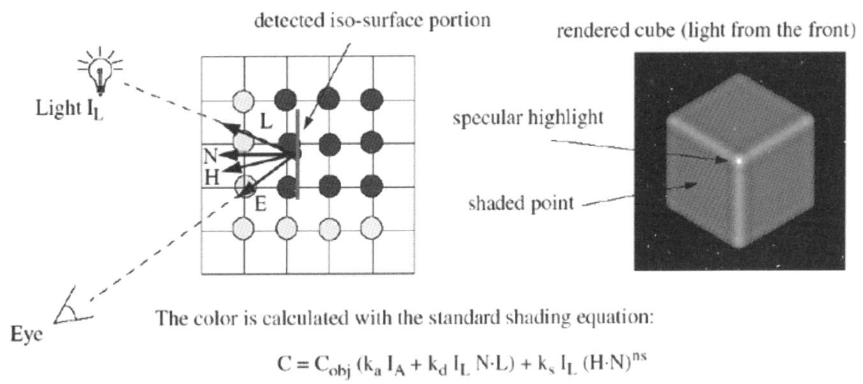

그림 6-3-5. 광원을 이용한 수학적 방법의 표현

Ⅲ. 실험기기 및 재료

1) 3D 프로그램(Rapidia, INFINITT)
2) 기타

Ⅳ. 실험방법

1) SSD 영상 획득

3D 프로그램을 이용하여 SSD 영상을 획득한다.

V. 실험결과의 예

1) 획득된 SSD 영상

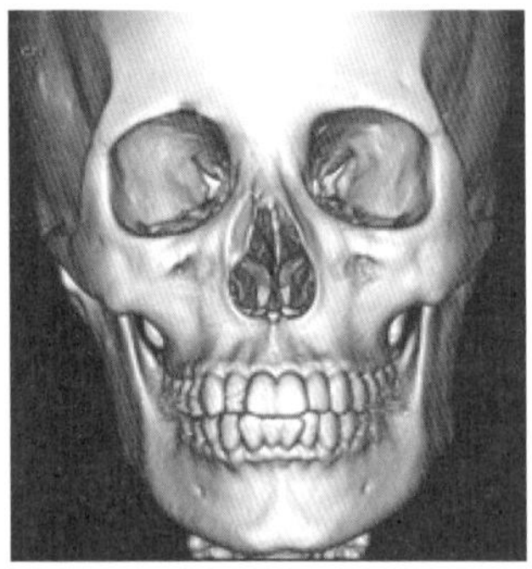

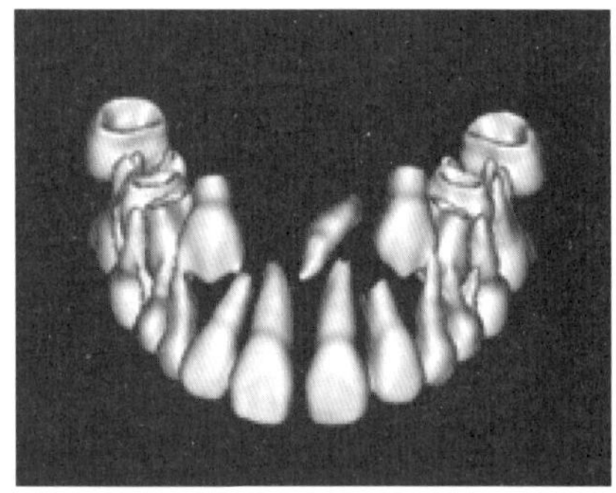

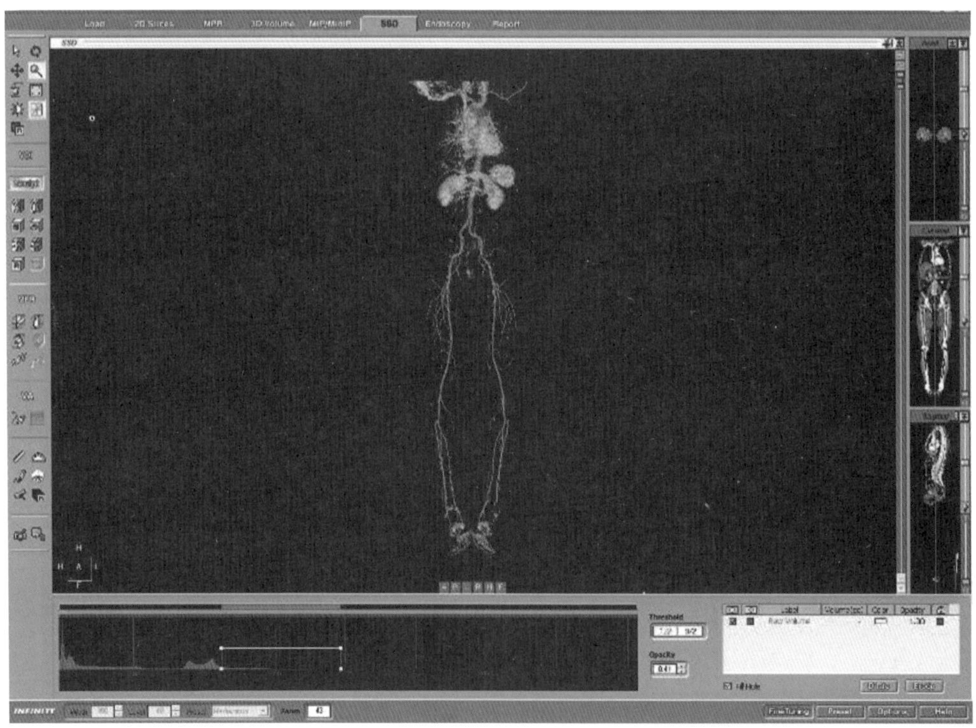

그림 6-3-6. SSD 영상

VI. 참고문헌

1) 참고자료

1. 고인호 외(2009), TEXTBOOK of Computed Tomography, 청구문화사, 411.
2. Calhoun PS, Kuszyk BS, Heath DG, Carley JC, Fishman EK(1999), Three-dimensional Volume Rendering of Spiral CT Data: Theory and Method, Radiographics, 19, 745~764.
3. Emmanuel Coche, Sebastien Pawlak, St phane Dechambre and Baudouin Maldague(2003), Peripheral pulmonary arteries: identification at multi-slice spiral CT with 3D reconstruction, European Radiology, Springer Berlin / Heidelberg, Volume 13, Number 4.

2) 권장실험

- 3D 프로그램(Rapidia)를 이용한 다양한 SSD 3D

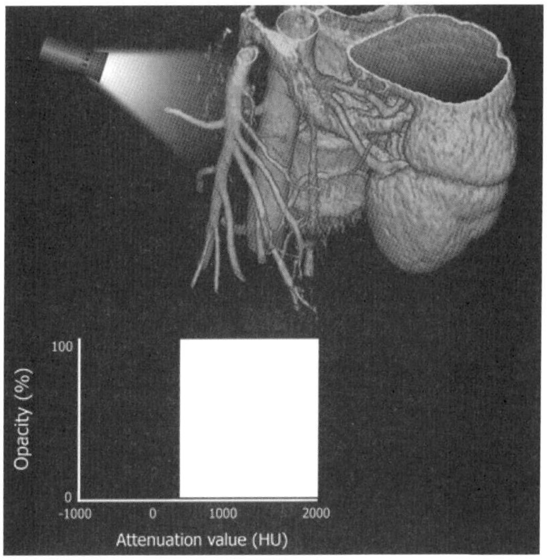

그림 6-3-7. SSD 영상

6-4. VR(volume rendering)에 의한 응용실험

Ⅰ. 실험목적

획득한 영상을 3D 프로그램을 이용하여 VR 영상을 획득하고, 원리를 이해한다.

Ⅱ. 관계이론

1) VR 정의

Voxel gradient, SR의 단점 보완, percentage rendering 방식

- 전체의 복셀에 값을 가진 구조물(표면이 아닌 전체 볼륨 정보)
- 불투명도(Opacity)조절 : 픽셀을 반투명하게 만드는 semi transparent continuum-based 기법을 이용
- 컬러코딩에 의한 다양한 색 표현
- 표면부와 심부 구조의 영상을 동시에 표현(opacity와 컬러코딩의 조절)

장점 : 중복된 구조의 가시능 우수

단점 : 데이터 양이 많아 처리속도 저하, 경계면의 정확한 묘사 불충분

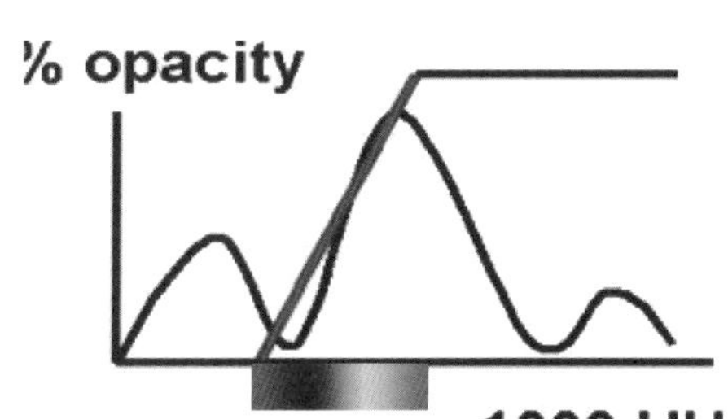

그림 6-4-1. VR 처리

관찰자로부터 일직선으로 피사체를 향하여 투과

직선상의 시그날 구조물의 색깔과 투명도에 따라 다른 블록 지정

블록의 위치와 각도에 따른 투과도 및 다른 조직과의 반사도를 구함

시각방향에 따른 직선상의 모든 복셀 값들의 픽셀 분포에 가중치를 두어 합하여 표시

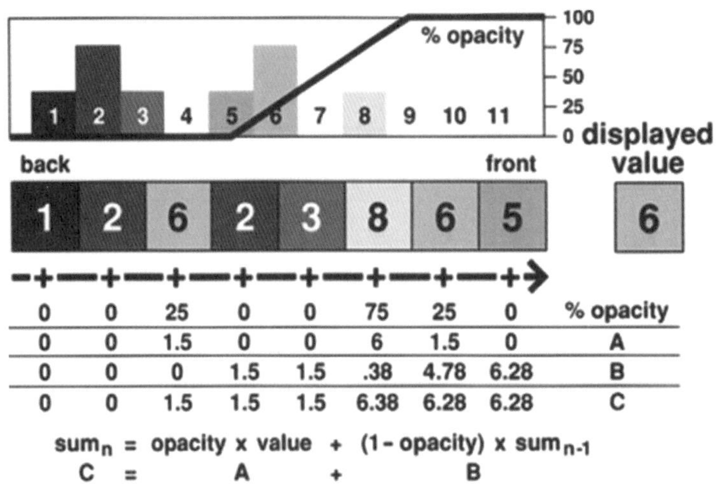

그림 6-4-2. CR 영상처리에 의한 표시

...

sum3: 1.5+(1-0.25)*0=1.5

sum4: 0+(1-0)*1.5=1.5

sum5: 0+(1-0)*1.5=1.5

sum6: 6+(1-0.75)*1.5=6.375

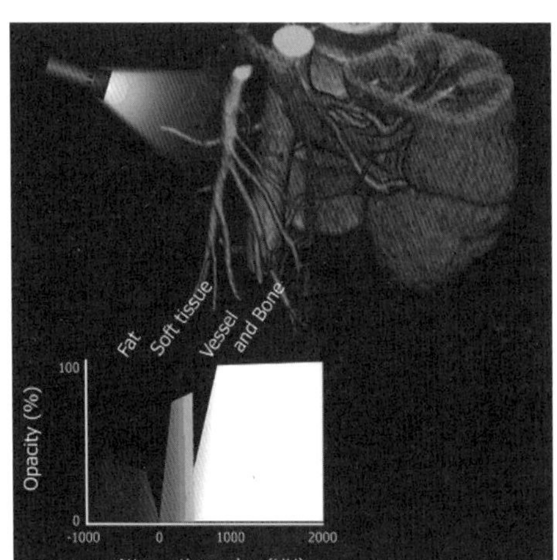

그림 6-4-3. VR 영상

Opacity

구조물의 HU에 따른 불투명도를 다르게 주어 영상화시킨다.

시각방향에 의한 구조의 위치 따른 불투명도의 가중치를 주어 표현

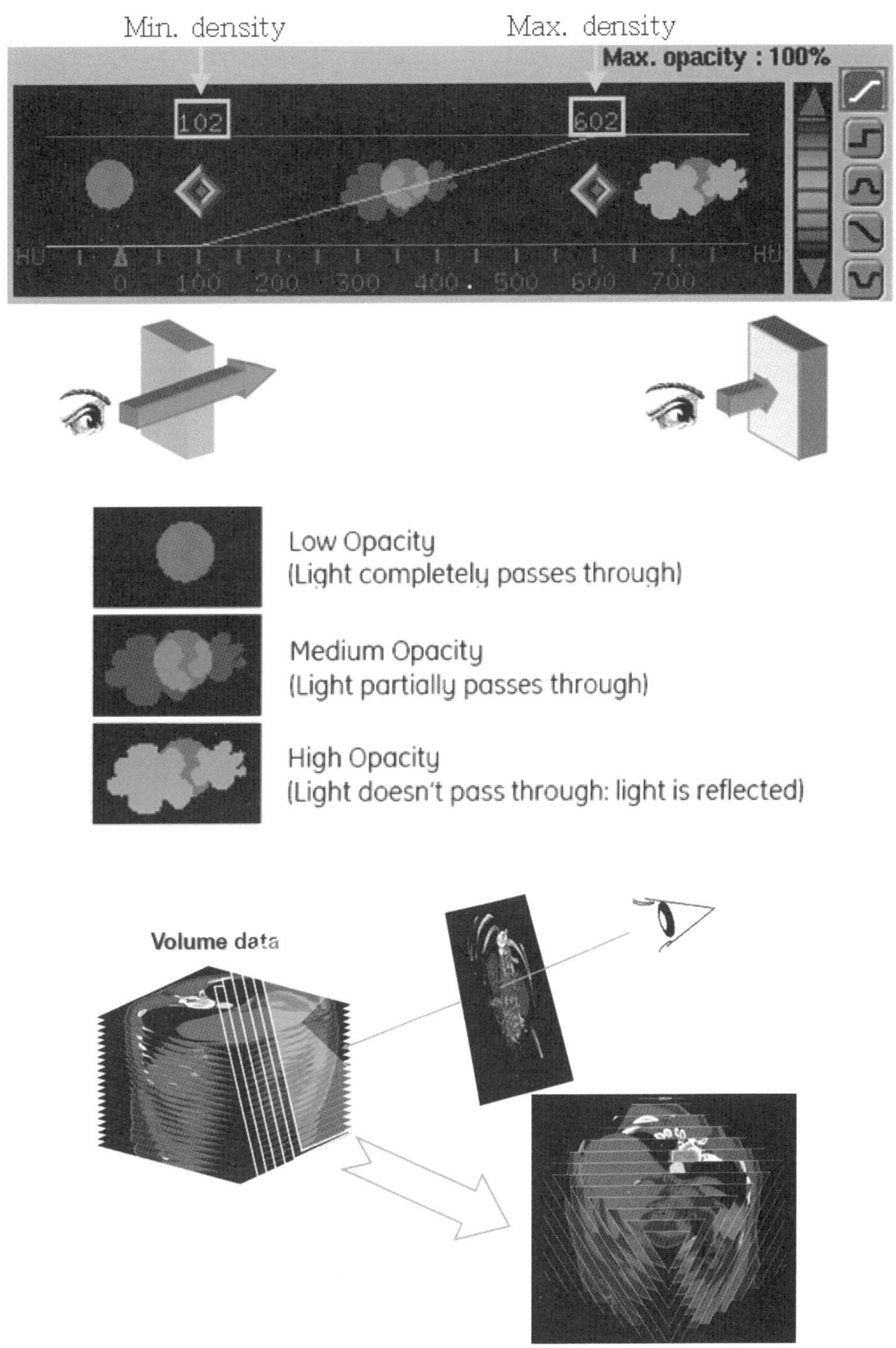

그림 6-4-4. VR 영상 표시 방법

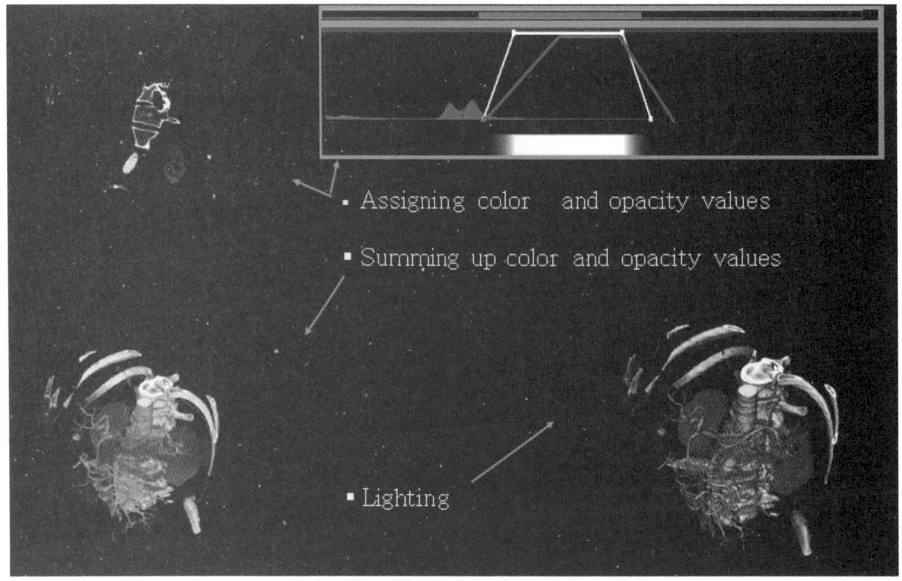

그림 6-4-5. VR 영상

Ⅲ. 실험기기 및 재료

1) 3D 프로그램(Rapidia, INFINITT)

2) 기타

Ⅳ. 실험방법

1) VR 영상 획득

3D 프로그램을 이용하여 SSD 영상을 획득한다.

V. 실험결과의 예

1) 획득된 VR 영상

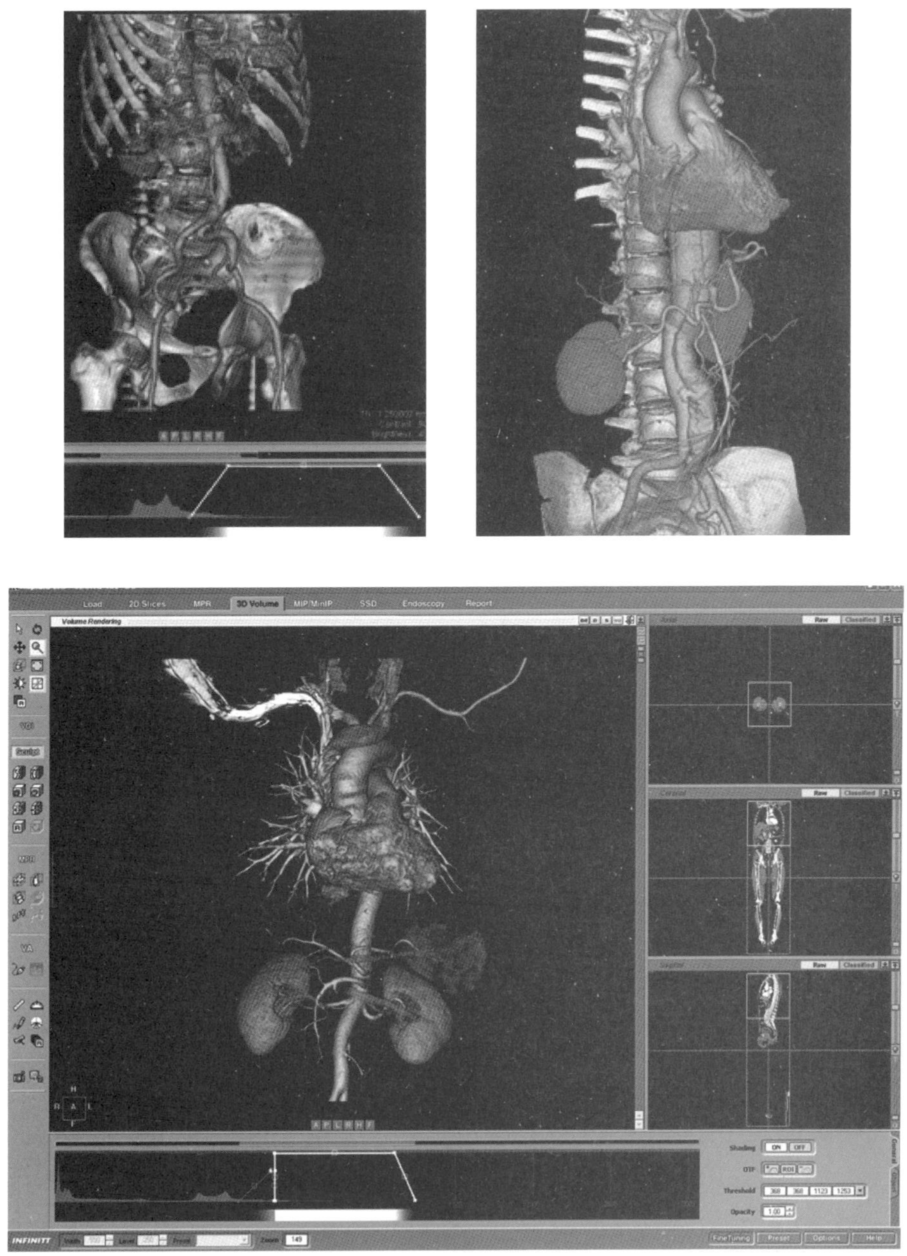

그림 6-4-6. 3D 프로그램에 의한 VR 영상

VI. 참고문헌

1) 참고자료

1. 고인호 외(2009), TEXTBOOK of Computed Tomography, 청구문화사, 411.
2. Calhoun PS, Kuszyk BS, Heath DG, Carley JC, Fishman EK(1999), Three-dimensional Volume Rendering of Spiral CT Data: Theory and Method, Radiographics, 19, 745~764.
3. Girish M. Fatterpekar, Amish H. Doshi, Mohit Dugar, Bradley N. Delman, Thomas P. Naidich, Peter M. Som(2006), Role of 3D CT in the Evaluation of the Temporal Bone, Radiographics, Vol. 26.

2) 권장실험

- 3D 프로그램(Rapidia)를 이용한 다양한 VR 3D

Transparent VR 영상주변의 구조물과 뇌혈관의 transparent VR 영상을 관찰할 수 있다.

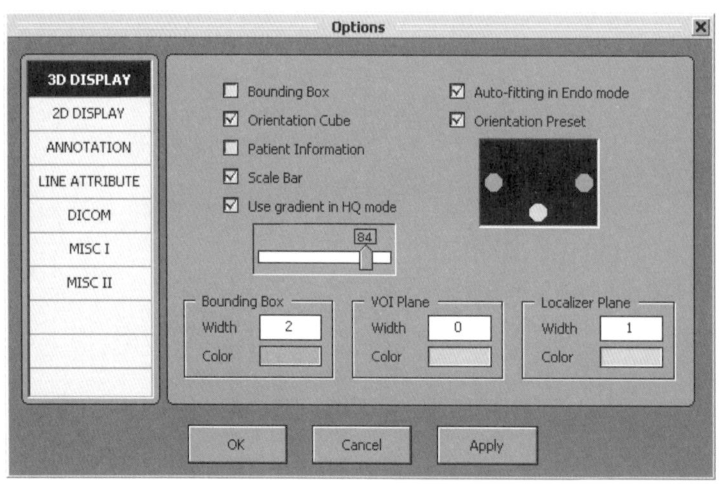

그림 6-4-7. HQ 모드를 이용

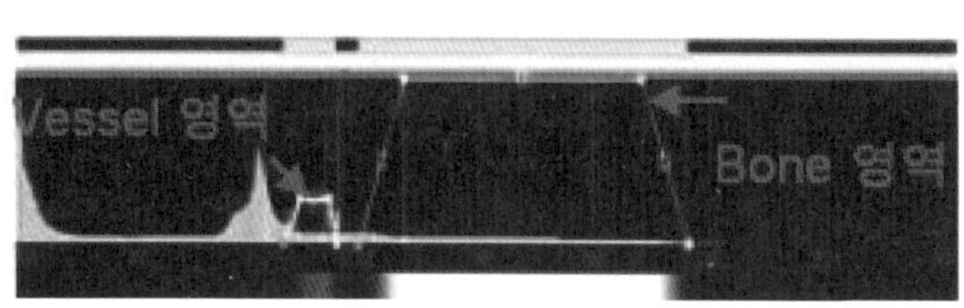

그림 6-4-8. VR의 다양한 영역의 표시 예

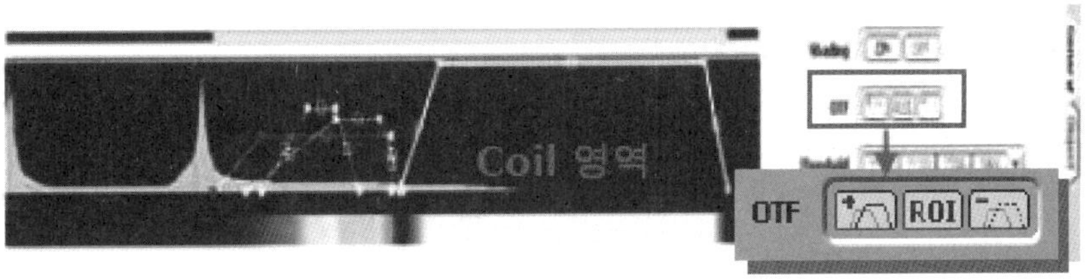

그림 6-4-9. VR의 다양한 영역의 표시 예

혈관에 삽입된 Coil의 VR 뇌혈관에 Coil이 삽입된 경우 Coil과 뇌혈관의 Color를 달리 지정하여 VR 영상을 관찰할 수 있다.

6-5. MinIP(minimum intensity projection)에 의한 응용실험

Ⅰ. 실험목적

획득한 영상을 3D 프로그램을 이용하여 MinIP영상을 획득하고, 원리를 이해한다.

Ⅱ. 관계이론

1) MinIP 정의

관찰자로부터 일직선 상의 투영도에서 최대강도(Max, Min, Ave 선택에 따른 강도조절 가능)의 Signal Voxel값만을 선택하여 렌더링

MIP: 대조도 분해능이 우수하여 CT angiography에 주로 사용

Ⅲ. 실험기기 및 재료

1) 3D 프로그램(Rapidia, Infinitt)
2) 기타

Ⅳ. 실험방법

1) MinIP 영상 획득

3D 프로그램을 이용하여 MinIP 영상을 획득한다.

V. 실험결과의 예

1) 획득된 MinIP 영상

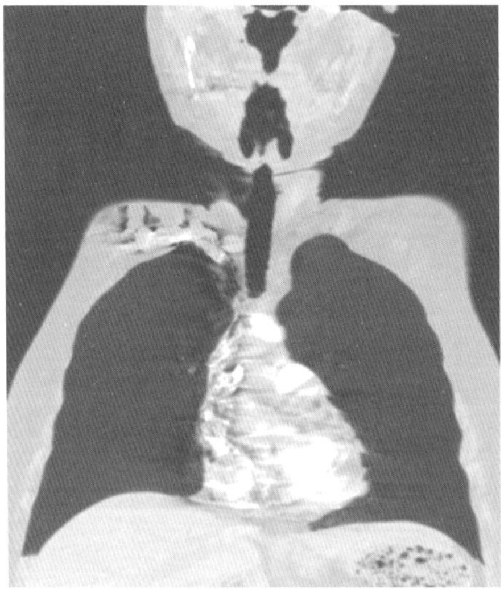

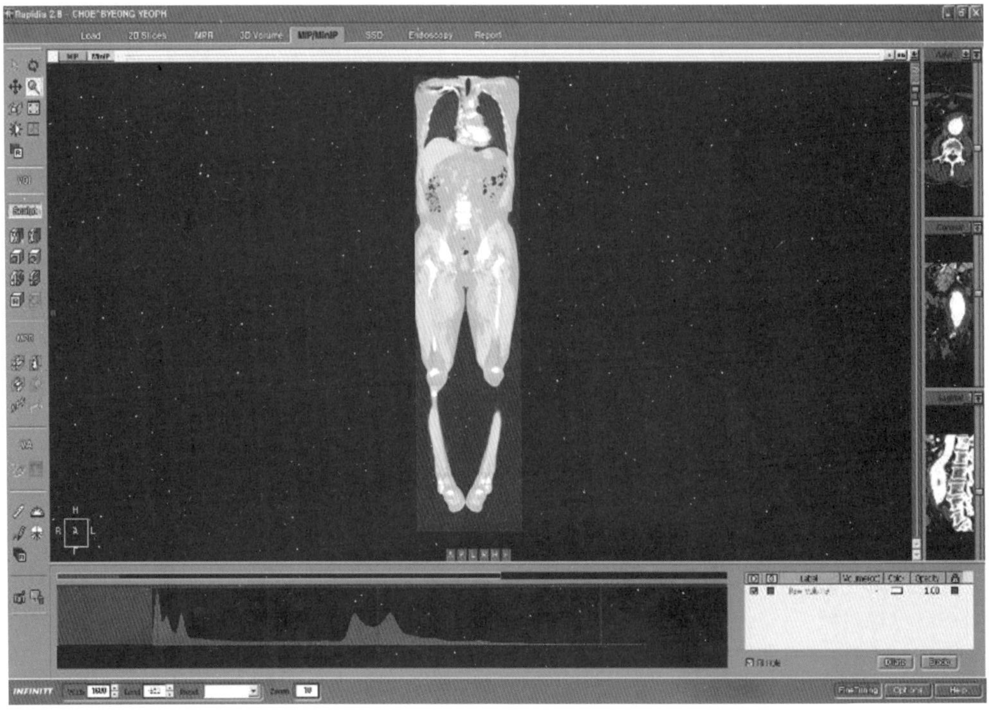

그림 6-5-1. MinIP 영상

VI. 참고문헌

1) 참고자료

1. 고인호 외(2009), TEXTBOOK of Computed Tomography, 청구문화사, 411.
2. Calhoun PS, Kuszyk BS, Heath DG, Carley JC, Fishman EK(1999), Three-dimensional Volume Rendering of Spiral CT Data: Theory and Method, Radiographics, 19, 745~764.
3. S. J. Park, J. K. Han, T. K. Kim and B. I. Choi(2007), Three-dimensional spiral CT cholangiography with minimum intensity projection in patients with suspected obstructive biliary disease: comparison with percutaneous transhepatic cholangiography, Abdominal Imaging, Springer New York, Vol. 26.

2) 권장실험

- 3D 프로그램(Rapidia)를 이용한 다양한 MinIP 3D

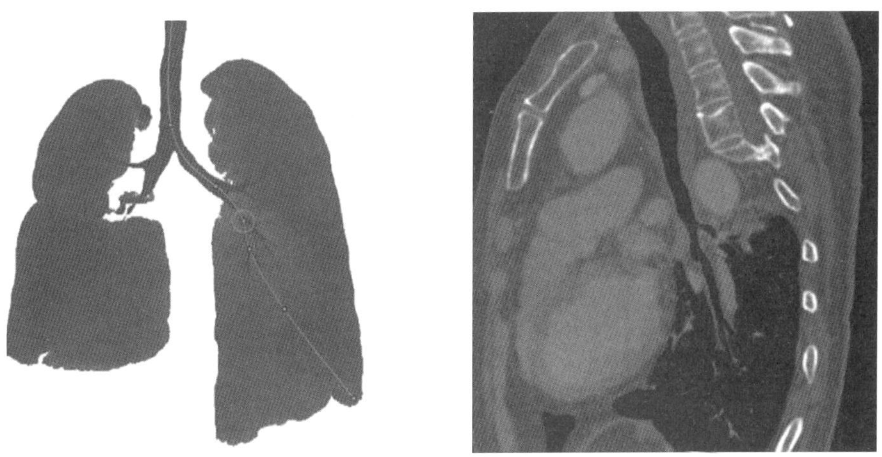

그림 6-5-2. 3D 프로그램을 이용한 MinIP 영상

6-6. MPR(multi-planar reformation)에 의한 응용실험

Ⅰ. 실험목적

획득한 영상을 3D 프로그램을 이용하여 MPR 영상을 획득하고, 원리를 이해한다.

Ⅱ. 관계이론

1) MPR 정의

CT는 얇은 단면 영상을 수직으로 쌓은 후 보고자 하는 부위를 중심으로 sagittal, coronal, paraxial, oblique plane을 실시간으로 axial image의 quality와 비슷하게 그려낼 수 있게 되었다.

그 뿐만 아니라 볼륨 데이터를 이용하여 3차원적으로 나타내는 multi planar volume reformation도 사용되고 있다. 즉, MPVR은 어떤 단면에서 선택적으로 볼륨을 갖는 프로젝션이며, 슬라이스 두께와 방향의 변화가 가능한 oblique slice을 얻을 수 있다.

두경부와 복부영상의 x축과 y축 분해능이라 불리는 픽셀 사이즈는 보통 0.5mm(25cm의 DFOV)에서 1mm(50cm의 DFOV) 정도의 크기를 갖고 있다. 따라서 0.5mm의 절편두께의 영상을 얻을 수 있는 MDCT에서는 0.5mm×0.5mm×0.5mm 혹은 1mm×1mm×1mm의 정육각형 복셀의 영상을 얻을 수 있다.

MPR 및 MPVR 영상은 2차원의 영상이지만 실시간으로 연속해서 관찰이 가능한 3차원의 정보를 주기 때문에 질병의 진단에는 다른 어느 기법보다 우선적으로 사용되고 이를 통해 얻은 정보를 이용해 필요한 3차원 영상을 얻는다. 다른 3D 디스플레이 기법에서는 관심부분과 주위조직의 HU값의 차이가 클수록 영상의 관찰이 유리한데 비해 MPR 기법은 HU값의 차이가 적은 경우에도 주변 장기의 구조물들과의 관계가 잘 나타나는 장점이 있다. 또한, 자유로운 곡선으로 영상 재현이 가능하므로 원하는 부분을 좀더 자세히 그려 낼 수 있지만 Willis circle artery 같은 구불구불한 혈관의 구분은 MPR 영상 디스플레이시 왜곡될 수 있기 때문에 잘 쓰지 않는다.

Ⅲ. 실험기기 및 재료

1) 3D 프로그램(Rapidia, Infinitt)

2) 기타

Ⅳ. 실험방법

1) MPR 영상 획득

3D 프로그램을 이용하여 MPR 영상을 획득한다.

Ⅴ. 실험결과의 예

1) 획득된 MPR 영상

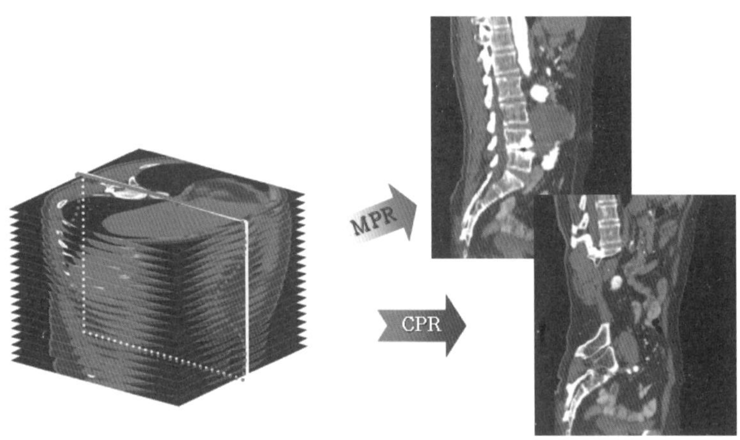

그림 6-6-1. 획득한 MPR 영상

Ⅵ. 참고문헌

1) 참고자료

1. 고인호 외(2009), TEXTBOOK of Computed Tomography, 청구문화사, 411.

2. Calhoun PS, Kuszyk BS, Heath DG, Carley JC, Fishman EK(1999), Three-dimensional Volume Rendering of Spiral CT Data: Theory and Method, Radiographics, 19, 745~764.
3. Witold Krupski, Ewa Kurys-Denis, Łukasz Matuszewski, Bogusław Plezia(2007), Use of multi-planar reconstruction(MPR) and 3-dimentional(3D) CT to assess stability criteria in C2 vertebral fractures, Journal of Pre-Clinical and Clinical Research, Vol 1, No 1, 80~83.

2) 권장실험

- 3D 프로그램(Rapidia)를 이용한 다양한 MPR 3D

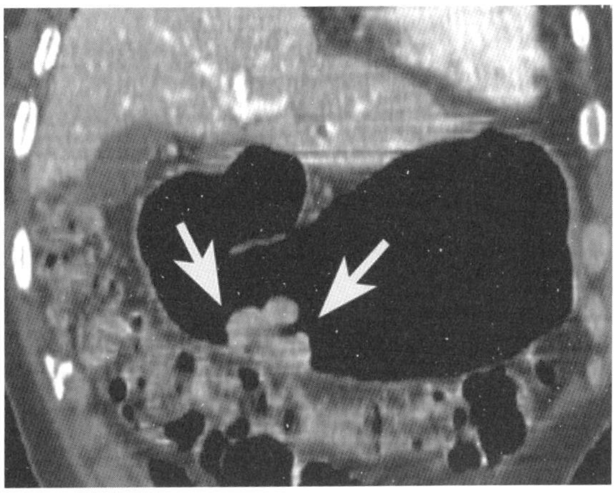

그림 6-6-2. 3D 프로그램을 이용한 위장의 coronal 영상

부 록

이곳에서 매뉴얼과 최신판을 구한다.

http://rsbweb.nih.gov/ij/

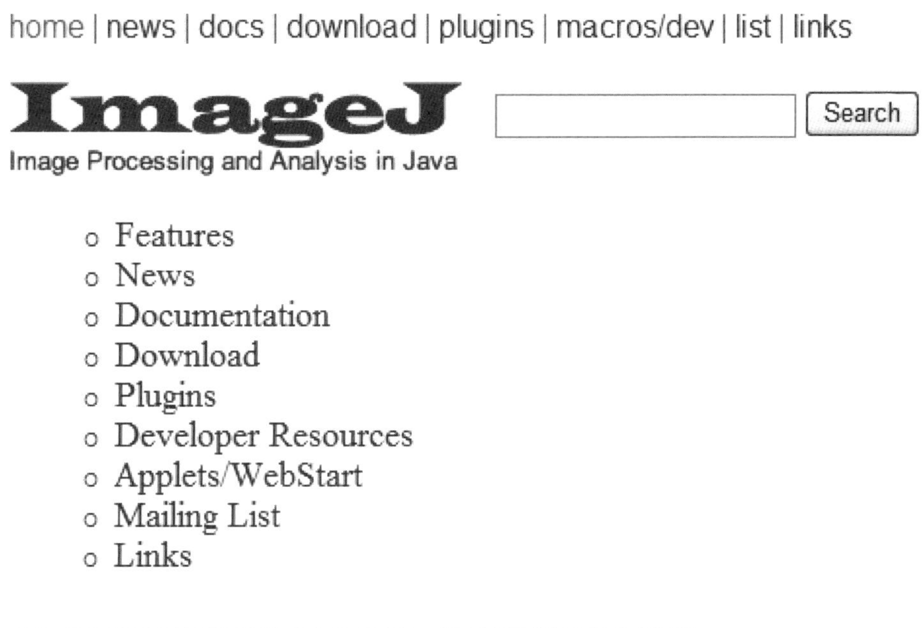

1. 설치는 매뉴얼에 따라 하면 쉽게 할 수 있다.
2. 일단 설치 후, 다음과 같은 창이 뜬다.

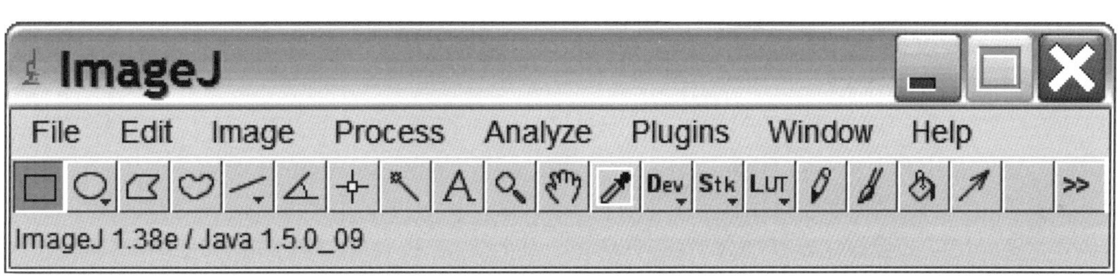

3. 파일을 열고 이미지를 불러들인다. 그러면 보통 축소된 이미지가 출력되는데 이때 위의 메뉴 중 'Analyze' 밑에 있는 돋보기 표시를 눌러서 확대한다.

4. 이미지 분석을 하기 전에 어떤 값들이 필요한지를 먼저 설정한다. 즉 분석하는 범위의 면적, 평균값, 기타 등을 Analyze 메뉴를 클릭해서 'set measurement'를 클릭한 후 아래와 같은 창이 뜨면 필요한 것들을 클릭하고 확인한다.

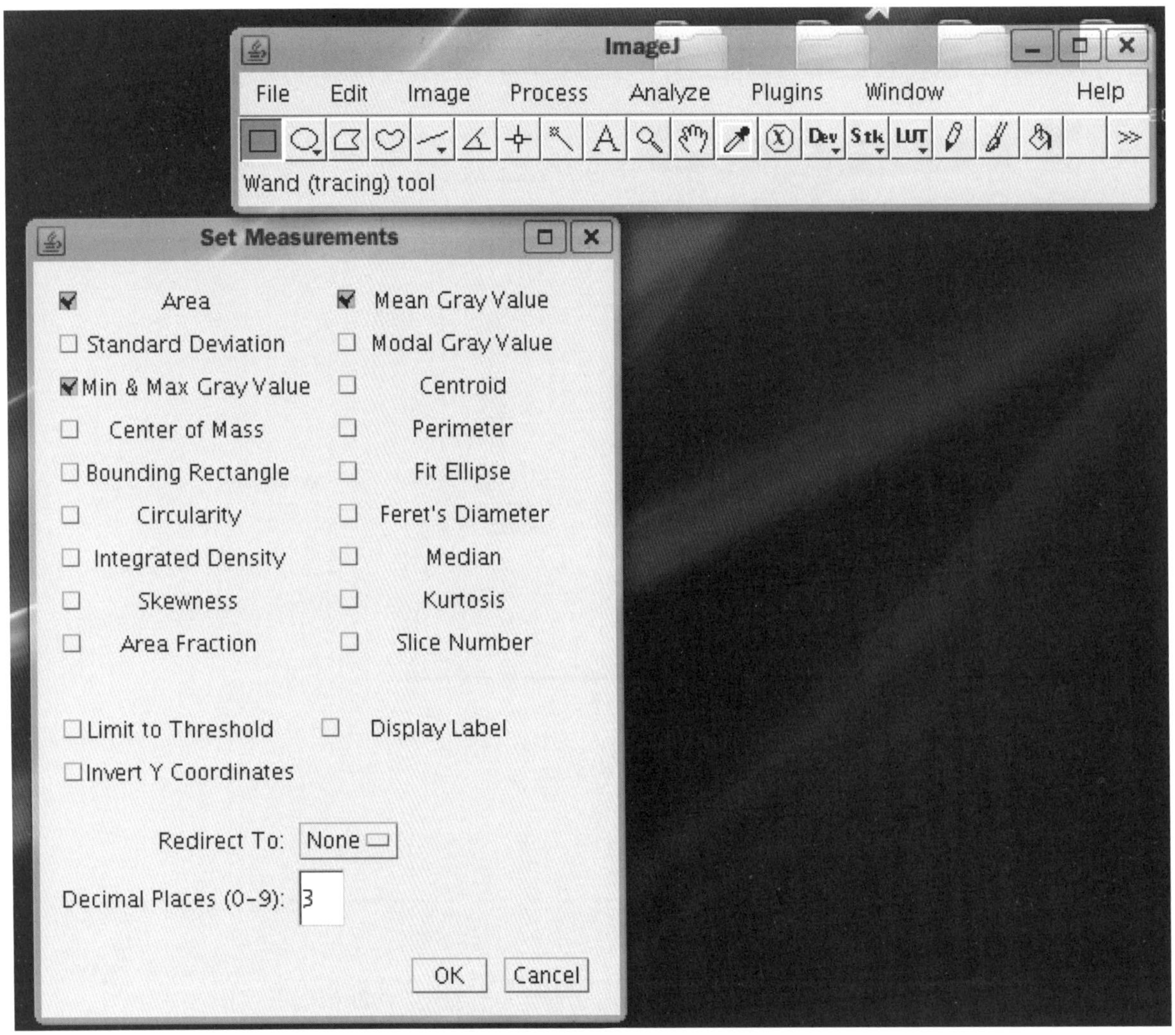

그리고, 아래 사각형 툴을 선택한 후 이미지 위에 필요한 부분을 설정한다. 마우스와 화살표 키보드를 이용해서 설정한 후 ctrl-m을 누르면 결과값이 출력된다. 출력된 창을 마우스로 드래그 한 후 카피, 오픈 오피스 엑셀시트에 카피하면 그 형태 그대로 옮겨져서 추가적은 계산을 가능하게 한다.

5. background 제거도 가능한데 다음과 같다. process 메뉴를 클릭해 들어가서 substract Background를 선택한 후 Rolling Ball Radius 값을 설정한다. 이것은 측정하고자 하는 대상의 최소 pixel 값보다 크도록 설정한다.

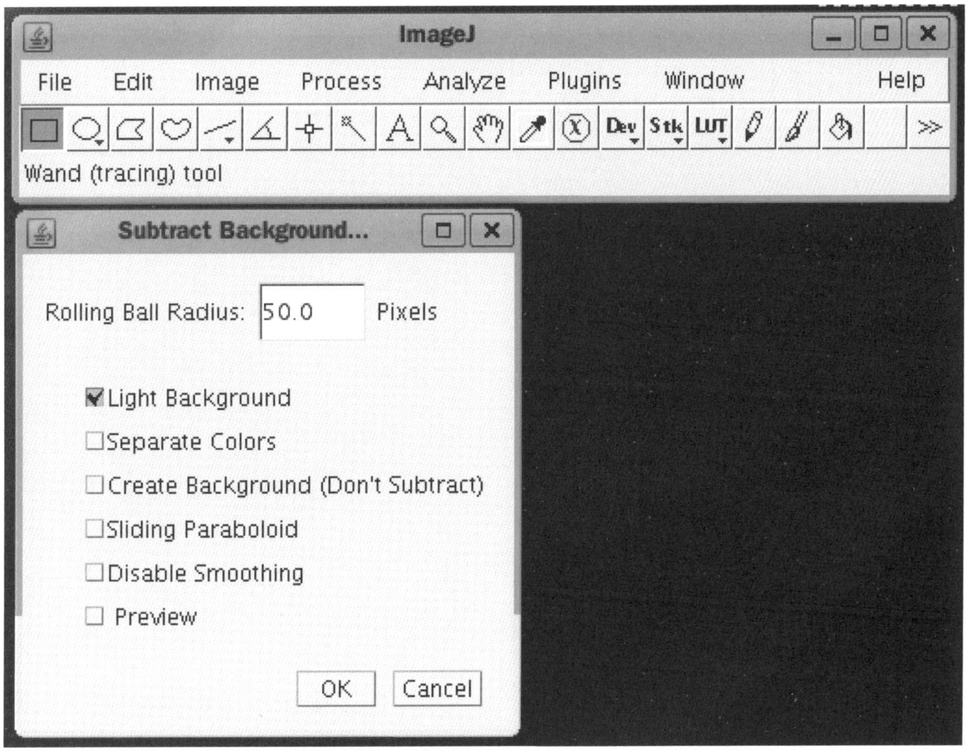

DNAase I footprint assay의 경우 protection된 부분이 하얗게 표시되고 그렇지 않은 부분은 검게 밴드로 나타나는데 ImageJ의 경우 검정부분을 신호로 읽어내고 하얀 부분은 신호가 없다고 판단한다.

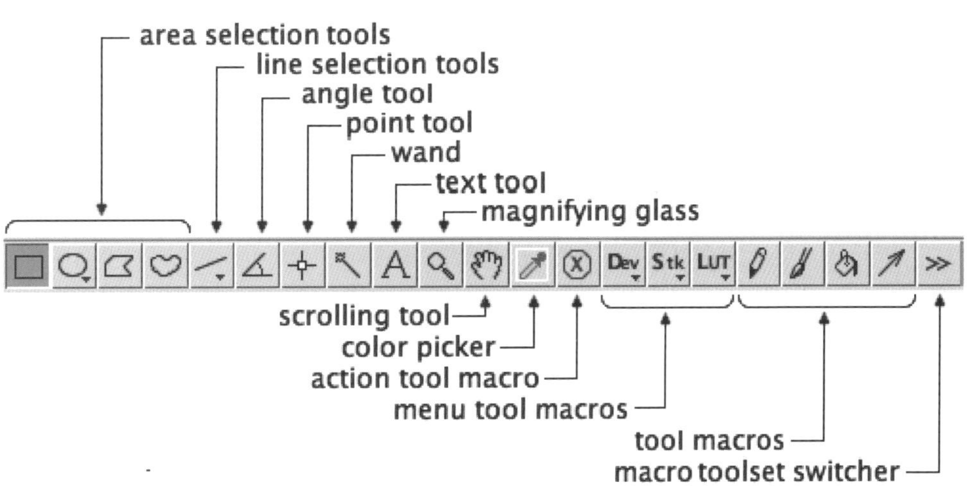

의료영상정보학 실습

2022년 3월 05일 인쇄
2022년 3월 10일 발행

지은이 : 의료영상정보연구회
펴낸이 : 이상태
펴낸곳 : 청구문화사
주　소 : (03706) 서울특별시 서대문구 성산로11길 15
전　화 : 02) 332-0541(代)　　FAX : 02) 337-9577
등　록 : 1990년 11월 2일 제9-247호

정가 20,000원

ISBN 978-89-5616-345-1 93510